Max Girardin / Jean-Paul Höppner
Osteopathie im neurophysiologischen Bereich

Osteopathie im neurophysiologischen Bereich

Spontane Befreiung einer somatischen Dysfunktion durch Positionierung

Max Girardin
Jean-Paul Höppner

COLLEGE SUTHERLAND

167 Abbildungen

Hippokrates Verlag Stuttgart

Die Deutsche Bibliothek - CIP-Einheitsaufnahme
Girardin, Max:
Osteopathie im neurophysiologischen Bereich : spontane Befreiung einer somatischen Dysfunktion durch Positionierung / Max Girardin und Jean-Paul Höppner. - Stuttgart : Hippokrates Verl., 1996
ISBN 3-7773-1195-2
NE: Höppner, Jean Paul:

Anschrift der Verfasser:

Max Girardin
Nijvelsesteenweg 1000
B-1500 Halle

Jean-Paul Höppner
Maastrichtersteenweg 29
B-3680 Maaseik

Wichtiger Hinweis: Wie jede Wissenschaft ist die Medizin ständigen Entwicklungen unterworfen. Forschung und klinische Erfahrung erweitern unsere Erkenntnisse, insbesondere was Behandlung und medikamentöse Therapie anbelangt. Soweit in diesem Werk eine Dosierung oder eine Applikation erwähnt wird, darf der Leser zwar darauf vertrauen, daß Autoren, Herausgeber und Verlag große Sorgfalt darauf verwandt haben, daß diese Angabe dem Wissensstand bei Fertigstellung des Werkes entspricht.
Jede Applikation erfolgt auf eigene Gefahr des Benutzers. Autoren und Verlag appellieren an jeden Benutzer, ihm etwa auffallende Ungenauigkeiten dem Verlag mitzuteilen.

ISBN-3-7773-1195-2

Printed in Germany 1996

Satz: Hofacker Digitale Druckvorbereitung, 73614 Schorndorf
Druck: Gulde-Druck GmbH, 72070 Tübingen

Inhaltsverzeichnis

Theorie der neuromuskulären und artikulären Dysfunktion

Technik und Behandlungsablauf

Untere Extremität

Obere Extremität

Wirbelsäule

Kranium

Vorwort

Ziel dieses Buches ist es, eine osteopathische Technik zur Behandlung neuromuskulärer Dysfunktionen praxisnah zu vermitteln. Kernpunkt sind dabei zahlreiche Abbildungen, aus denen genau der Behandlungsablauf hervorgeht.

Die spontane Befreiung einer somatischen Dysfunktion durch Positionierung ist eine der vielen osteopathischen Techniken, aus denen die Osteopathie schöpfen kann. Sie wurde durch den Osteopathen L.H. Jones, D.O., entwickelt (auf den auch die Terminologie zurückgeht) und zeichnet sich durch folgende Vorteile aus:

- Aufgrund des neurophysiologischen Charakters kann sie bei einem breiten Spektrum von Störungen im muskuloskeletalen Bereich angewandt werden
- Wegen des sanften Vorgehens läßt sich diese Technik bei einer Vielzahl von Patienten einsetzen
- Das Vorgehen ist relativ einfach; die Technik bedarf keiner Hilfsmittel und ist damit jederzeit unabhängig von äußeren Umständen
- Durch die Beziehung zwischen **Tender point** und „Dysfunktion" ist ihr Resultat zu jedem Zeitpunkt überprüfbar

Der in diesem Buch exakt angegebenen technischen Anleitung geht ein Theorieteil voraus, in dem zunächst die osteopathische Dysfunktion und der zentrale Begriff des **Tender point** definiert und die neurophysiologischen Grundlagen dargestellt werden; dazu werden unter anderem zwei Erklärungsmodelle und wissenschaftliche Untersuchungen herangezogen.

Für jeden der in der Praxis häufigen und daher im Buch angesprochenen **Tender points** wird eine Reihe von Ausgangspositionen angegeben. Dabei muß sich die Leserin/der Leser jedoch stets vor Augen halten, daß aus rein technischen Gründen von Zeit zu Zeit von der korrekten Haltung des Therapeuten abgewichen werden mußte, wenn es notwendig war, die Sicht auf den wesentlichen Teil des Behandlungsablaufs zu ermöglichen. An der Extremität wurde die Behandlung des **Tender point** an der linken oder rechten Seite gezeigt, an Wirbelsäule und Kranium befindet sich der behandelte **Tender point** immer an der rechten Seite.

Die spontane Befreiung einer somatischen Dysfunktion durch Positionierung ist eine recht dankbare Technik, die jedoch stets im Rahmen eines Behandlungskonzeptes eingesetzt werden sollte, damit das erreichte Resultat sich auch langfristig bemerkbar macht.

Unser Dank gilt folgenden Personen: L.H. Jones Sr., dem wir diese Technik verdanken; Chris Van Laetem für die Zustimmung, seine Untersuchungsergebnisse in diesem Buch veröffentlichen zu dürfen; Nicole Höppner für ihre

Bereitschaft und Geduld, die vielen Aufnahmen zustande zu bringen; Addy Verlaak für seine graphische Arbeit, mit deren Hilfe die Aufnahmen noch aussagekräftiger werden; Marie-Louise Leonhardt wie auch Steffi und Frank für das Nachlesen und Korrigieren des Textes. Den Dozenten vom College Sutherland; Prof. Dr. J. Clarijs für seine Freundschaft und sein stetiges Anregen der Leidenschaft für die Anatomie. Besonders danken möchten wir Lucienne und Miche, unseren Lebenspartnern, wie auch Sebastiaan, Mick und Marie, unseren Kindern.

Maaseik, Dezember 1995

Jean-Paul Höppner
Max Girardin

Einleitung

Die Osteopathie verstehen wir als manuelle diagnostische und therapeutische Annäherung an eine Dysfunktion der Gelenk- und der Gewebemobilität im Allgemeinen, die in Zusammenhang mit dem Auftreten von Krankheiten steht.

Diese Definition wurde durch die *Belgische Akademie für Osteopathie* formuliert und festgelegt; den Osteopathen ist es wichtig, Doppeldeutigkeiten zu vermeiden.

Seit Menschengedenken wird in der traditionellen und holistischen Heilkunst mit der Hand palpiert, verglichen, behandelt - ohne daß dafür bereits die wissenschaftlichen Erklärungen der modernen analytischen Heilkunde vorhanden waren. Die Osteopathie wird ständig weiterentwickelt, neue Techniken werden gefunden und die bekannten weiter verbessert, um mit sanfter Hand die Strukturen zu normalisieren und das natürliche System der Autoregulation wiederherzustellen. Dabei gehen im Interesse des Patienten und der Public Health subjektive Wahrnehmung und wissenschaftliche Kenntnisse Hand in Hand. Der Baumeister des Universums hat uns ein Mittel in die Hand gelegt, um einander besser zu begreifen, das aber nur von Meister zu Schüler weitergegeben werden kann.

Mit Hilfe dieses Buches, das durch erfahrene Dozenten der Osteopathie neu gestaltet und um die Arbeit von *C. Van Laetem* ergänzt wurde, werden wir Erben der Techniken von *L. H. Jones,* D.O. Besonders hervorzuheben ist das Anliegen der Autoren, die wissenschaftlichen Grundlagen der Methode zu untermauern. Dieses Standardwerk verdient einen Platz in jeder Bibliothek.

Jean-Pierre Hamerlinck, D.O.
Vorsitzender des Belgischen Vereins für Osteopathie
Mitglied des Europäischen Registers für Osteopathie
Associated Member of the American Academy of Osteopathy

Theorie der neuromuskulären und artikulären Dysfunktion

Anwendungsgebiete und Indikationen

Die beschriebene Technik kann für alle artikulären wie auch neuromuskulären Dysfunktionen angewendet werden, die mit der Definition einer „somatischen Dysfunktion" übereinstimmen. Die Definition bezieht sich auf die Umschreibung, die innerhalb der Osteopathie, Chiropraxis und manuellen Medizin verwendet wird (N.A.A.M.M., 1988, Dr. J. Fortin, The somatic dysfunction).

Die Dysfunktion äußert sich in einer qualitativen oder quantitativen Störung der Mobilität. Die Störung der Mobilität (Dysfunktion) wiederum beeinflußt verschiedene Ebenen:

Makrobiomechanik

- Osteokinematik, Arthrokinematik
- Myofasziale Ketten
- Makroskopischer Kreislauf (die Hämodynamik der großen Gefäße, z.B. die Gefäße in der Skalenuslücke)
- Spannung innerhalb der neuronalen Faszienhülle

Mikrobiomechanik

- Gewebespannung und Gewebemobilität (kleine Blutgefäße, kleine Nerven, Ionengleichgewicht usw.)

Ebene des primären respiratorischen Mechanismus

- Eigenmotorik des ZNS
- Fluktuation des Liquor cerebrospinalis
- Reziproke Spannungsmembrane
- Knochen des Schädels
- Os sacrum

Die verschiedenen Arten der Dysfunktion

Eine artikuläre Dysfunktion ist dadurch gekennzeichnet, daß sie niemals die anatomische Grenze überschreitet.
Die ältere Literatur enthält teilweise noch folgende Begriffe:

- primäre (osteopathische) Läsion
- sekundäre (osteopathische) Läsion
- Kompensation oder Läsionsphänomene

Obwohl diese Begriffe noch immer in Gebrauch sind, sollten sie im Kontext der somatischen Dysfunktion (wie auch für die viszerale und kraniale Dysfunktion) nicht mehr angewendet werden. Diese alten Begriffe tragen zur Verwechslung mit den medizinischen Begriffsumschreibungen bei.

Beispiel: Eine Schulterdysfunktion bezieht sich auf den Mobilitätsverlust der Schulter in eine bestimmte Richtung ohne Überschreiten der anatomischen Grenze. Eine Schulterläsion kann sich auf eine Schulterluxation beziehen. Die Schultermobilität ist hier ebenfalls verändert, aber gleichzeitig wird die anatomische Grenze überschritten.

Primäre artikuläre Dysfunktion

Diese Art der Dysfunktion wird durch verschiedene Faktoren charakterisiert:

- Die Dysfunktion wird traumatisch verursacht.
  Zugrunde liegt ein exogener Faktor, also ein Einfluß von außerhalb des Körpers. Die makro-anatomische Grenze wird hierbei nicht überschritten.

  Ein Beispiel soll den Begriff „traumatisch" verdeutlichen: Ein Fußballspieler möchte einen Ball treten. In der Bewegung trifft sein Fuß aber nicht den Ball, sondern den Rasen. Der Rasen ist hier der exogene Faktor, der die Bewegung abrupt abbremst.

- Die Faktoren Raum und Zeit bilden eine Einheit.
  Die Dysfunktion findet räumlich in dem Moment statt, in dem die Bewegung ausgeführt wird. Der Mobilitätsverlust tritt also im Moment der Bewegung ein.

  Die Dysfunktion tritt zu dem Zeitpunkt auf, zu dem sich der Fußballspieler irgendwo auf dem Spielfeld befindet. In dem Moment, in dem er den Fuß aufsetzt, entsteht in einem bestimmten Bewegungswinkel die Dysfunktion. Sie entspricht einer „Momentaufnahme".

- Die Dysfunktion ist immer monosegmental.

  Die entstehende primäre Mobilitätsstörung wirkt sich beispielsweise nur auf den Knöchel aus.

Kompensation

Durch Kompensation versucht der Körper, adaptiv wieder möglichst optimale Verhältnisse herzustellen. Ausgangspunkt der Kompensation ist die primäre Dysfunktion, die durch gerichtete erhöhte Mobilität ausgeglichen wird.

Aus dem Tritt in den Rasen resultiert eine primäre Knöcheldysfunktion. Der entstehende Bewegungsverlust wird den normalen Bewegungsablauf im Knöchelgelenk stören. Der Körper wird nun den Unter- und Oberschenkel einschalten, um diesen Verlust aufzufangen und das Gehen zu ermöglichen.

- Im Gegensatz zur „Momentaufnahme" der primären Dysfunktion ist die Kompensation ein kontinuierlicher Anpassungsprozeß über längere Zeit. Er wirkt sich zuerst auf die Gelenke und dann auf das Gewebe aus (Verhältnis Muskel - Bindegewebe).

Die Kompensation ist an folgende **Gesetze** gebunden:

Das **Gesetz des Gleichgewichts** bezieht sich auf die räumliche Orientierung der Augen- und Innenohrlinie. Die Kompensation läßt sich so einstellen, daß Augen und Gleichgewichtsorgan sich in einem transversalen Plan befinden.

Beispiel: Der Schiffskompaß (Gyroskop) funktioniert nach ähnlichem Prinzip.

Das **Gesetz der Ökonomie** bezieht sich auf den Energiehaushalt im Körper. Jede Form der Kompensation geht mit erhöhtem Energieverbrauch einher; das Gesetz verlangt eine Kompensation unter geringstem zusätzlichem Energieaufwand. Die Gewebe werden an den niedrigsten Energieaufwand angepaßt. Das Verhältnis von Binde- zu Muskelgewebe verschiebt sich in Richtung Bindegewebe; die Zusammensetzung des Bindegewebes verlagert sich von Permeabilität in Richtung Viskosität (im Gewebe bildet sich mehr Bindegewebe - nimmt die Konzentration der Matrix ab und die Anzahl der Kollagenfasern zu - es entsteht vielzelliger Knorpel - mit der Zeit werden Kalziumphosphate eingelagert - schließlich wird Knochenmaterial aufgebaut).

Beispiel: Kalzifikation der Supraspinatussehne.

Das **Gesetz des Komforts** bezieht sich darauf, daß die Funktion so weit wie möglich unter der Schmerzgrenze ablaufen soll.

- Eine Kompensation versucht, den primären Mobilitätsverlust auszugleichen und stellt eine relativ normale Funktion her, dabei bevorzugt die Kompensation eine bestimmte Richtung. Im Unterschied zur primären Dysfunktion ist bei der Kompensation eine entgegengesetzte Bewegung noch möglich.

Sekundäre artikuläre Dysfunktion

Eine Kompensation ist zwar in allen Ebenen mobil, besitzt aber eine Vorzugsrichtung, die Ausgangspunkt einer erneuten Dysfunktion, der sekundären Dysfunktion sein kann, wenn sie über längere Zeit besteht (=endogener Auslöser der sekundären Dysfunktion). Da bei der Kompensation mehrere Gelenke beteiligt sind, erstreckt sich die sekundäre Dysfunktion über mehrere Segmente.

Neurophysiologische Grundlagen

Die Phylogenese der Muskelzellen

Ontogenetisch sind die Muskelspindeln primitive quergestreifte Muskelzellen, die sich am Anfang ihrer Entwicklung auf Informationsverarbeitung spezialisieren und nicht auf einen kräftigen und stark entwickelten Kontraktionsmechanismus, wie die normalen quergestreiften Muskelzellen.

Quergestreifte Muskelzellen sind bis jetzt der bestmögliche phylogenetische Schritt in biologischen kontraktilen Systemen.
Folgende phylogenetische Reihenfolge ist im Entstehen biologischer kontraktiver Systeme zu beobachten:

- Bei einzelligen Organismen finden wir Mikrofilamente, intermediäre Filamente und Mikrotubuli. Histochemische Untersuchungen belegten, daß diese Strukturen reich an den kontraktilen Proteinmolekülen Aktin und Myosin sind.
- Weiter in der Entwicklung bei den mehrzelligen Organismen, finden wir spezialisierte kontraktile Zellen, die für die Mobilität des ganzen Organismus verantwortlich sind. Dies sind die ersten Muskelzellen der Phylogenese. Sie werden als glatte Muskelzellen bezeichnet.
- Mit dem Entstehen und dem Entwickeln des kardiovaskulären Systems tritt der zweite Typ spezialisierter Muskelzellen auf: die Herzmuskelzelle. Sie entsteht phylogenetisch und ontogenetisch aus dem ersten Typ oder der glatten Muskulatur. Eine weitere Erscheinung in diesem Zusammenhang ist das Phänomen, daß ein Teil der Herzmuskelzellen nicht mehr aus einer Zelle besteht, sondern eigentlich die Verschmelzung verschiedener Zellen ist. Daher enthalten manche Herzmuskelzellen nicht einen, sondern mehrere Kerne.
- Bei den höheren Tierarten mit einem breit entwickelten Bewegungssystem entsteht ein dritter Muskelzell-Typ: die quergestreifte Muskelfaser. Man spricht hier von Muskelfasern und nicht mehr von Muskelzellen, weil diese Muskelfasern aus der Verschmelzung einer Vielzahl von Muskelzellen entstehen.

Als Folge hiervon werden sie die größten Zellen des menschlichen Körpers (bis zu 4 mm lang) und enthalten eine Vielzahl von Kernen. Diese Riesenzellen füllen sich mit Aktin- und Myosin-Molekülen, die sie in größeren Mengen produzieren. Durch diesen Prozeß werden die Kerne an die Außenseite der Zelle gedrückt. Es entsteht eine vergleichsweise „riesige“ kontraktile Muskelfaser.

Auf der letzten Stufe der Entwicklung quergestreifter Muskelzellen stehen die Muskelspindeln; sie sind hochspezialisierte Muskelzellen, die ebenfalls mehrkernig sind. Bei ihnen ist die Aktin-Myosin-Struktur und die Position der Zellkerne gegenüber den anderen quergestreiften Muskelzellen verändert (s.u.).

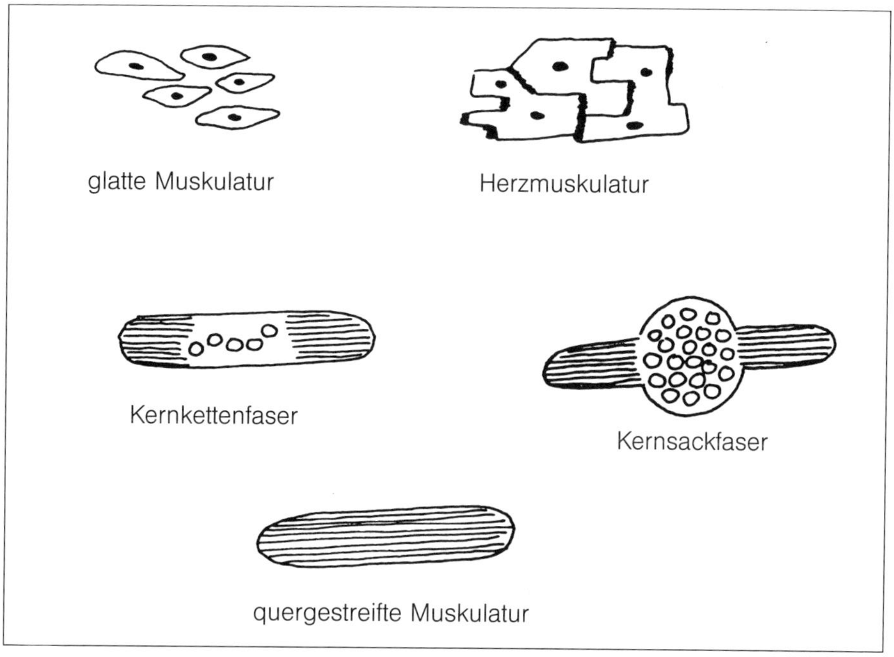

Abb. A Verschiedene Typen von Muskelzellen

Die Phylogenese der Muskelspindeln

Kernkettenfasern

Phylogenetisch entstehen zuerst die Kernkettenfasern (NCF: Nuclear Chain Fibers). Sie entwickeln nur wenige Aktin- und Myosinfilamente an den polaren Enden, während die Kerne hintereinander in einer Art Kettenform äquatorial liegen bleiben (daher auch die Bezeichnung). Diese erste Form von Muskelspindeln entsteht bei relativ langsamen Tieren und reagiert nur auf Spannung im Muskelspindelsystem. Sie wird nicht von der Geschwindigkeit, mit der die Spannung auftritt, beeinflußt!

Um den äquatorialen Teil, der mit den Zellkernen gefüllt und deshalb nicht komprimierbar ist, finden wir Nervenfasern des Typs Ia und IIa, die spiralig gedreht sind. Mit anderen Worten sind die Kernkettenfasern **nicht adaptiv.** Solange eine erhöhte Spannung auf den nicht komprimierbaren äquatorialen Teil der Muskelspindel einwirkt, feuern sie afferente Reizimpulse ab. Die zwei polaren Enden, die mit kontraktilen Aktin- und Myosin-Filamenten gefüllt sind, werden durch motorische γ_1- oder γ-Statik-Nervenfasern innerviert.

Kernsackfasern

Bei den schnelleren und aktiveren Tierarten entsteht ein neuer Typ von Muskelspindeln, der an die erweiterten Funktionen angepaßt ist. Diese Strukturen öffnen den Weg für die Entwicklung neuer Funktionen. Ihr Charakteristikum ist eine sackähnliche Anordnung der Kerne. Bei den sogenannten Kernsackfasern wird nur die Geschwindigkeit der Spannungszunahme gemessen.
In der Ontogenese der Kernsackfasern ist zu beobachten, daß sie polar massenhaft Aktin- und Myosin-Filamente entwickeln. Die blitzartige Entwicklung aus dem Pol heraus preßt alle Kerne im äquatorialen Teil der Muskelspindel zusammen. Auf diese Weise entsteht der mit Kernen gefüllte äqua-

toriale Sack. Auch hier finden wir eine sensible Innervation durch Ia-Fasern (die schnellsten Nervenfasern, die der Körper hat), die ebenso wie bei Kernkettenfasern spiralig um den nicht komprimierbaren äquatorialen Teil der Muskelspindel gedreht sind. Die zwei polaren Enden sind motorisch durch γ_2- oder γ-Dynamik-Nervenfasern innerviert.

Aktionsreaktionsmuster der Muskelspindeln

Kernkettenfasern

- sind phylogenetisch das älteste System
- ihr äquatorialer, nicht komprimierbarer Teil reagiert auf Kompressionsversuche, also eigentlich auf Traktion (Spannungserhöhung) an der Muskelspindelwand (durch Dehnung)
- sind nicht adaptiv: solange die Spannung anhält, feuern sie mittels Ia- und IIa-afferenten Fasern Impulse ab
- die I- und IIa-Afferenz läuft über das Ganglion spinale in die Medulla spinalis hinein und erreicht so monosegmental die γ_1-Motoneuronen
- wenn die Reizschwelle erreicht wird, feuern die γ_1-Motoneuronen ein motorisches Aktionspotential ab, das weiterläuft über die motorischen γ-Axone bis zum polaren Teil der gereizten Muskelspindeln.
- Dieses Aktionspotential verursacht eine Kontraktion der polaren Aktin- und Myosinfilamente. Auf diese Weise wird die Spannung auf die Muskelspindelwand noch erhöht, wodurch weitere afferente Impulse über die Ia- und IIa-Nervenfasern zu den γ-Motoneuronen gesendet werden.
- Dieses Phänomen nennt man positives Feedback oder einen Übertreibungsmechanismus. Als Resultat dieser „übertriebenen“ Information an die Medulla spinalis kommt die Information in einem gegebenen Augenblick mit solch einer Intensität an, daß die Reizschwelle der α-Motoneuronen erreicht wird.
- Als Endresultat sorgt also die Informationsverformung (Übertreibung des echten muskulären Spannungszustandes) dafür, daß rechtzeitig eine den Muskel schützende Tonussteigerung erzielt wird.

Kernkettenfasern sind also Übertreiber und Verformer der realen Muskelsituation, die eine tonische beschützende oder vorbereitende Kontraktion für den zu weit gedehnten Muskel bewirken.

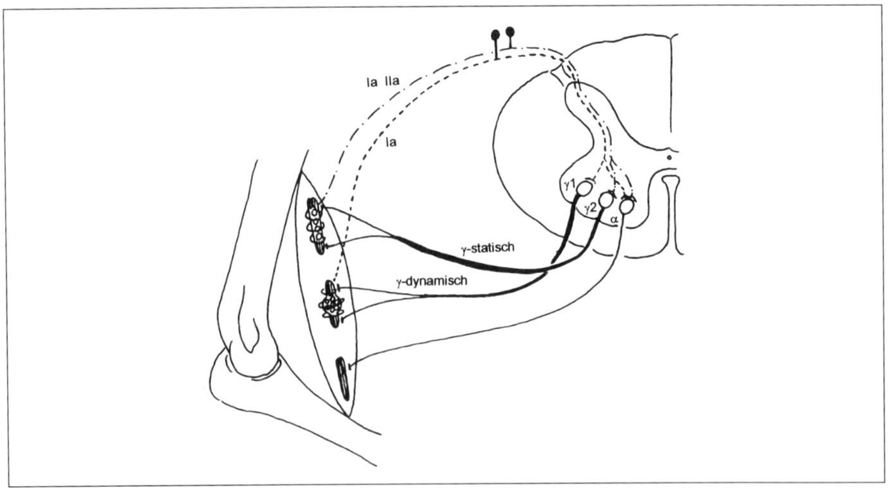

Abb. B Muskelspindel-Reflexbogen

Kernsackfasern

- Sind phylogenetisch das jüngste System.
- Ihr äquatorial nicht komprimierbarer Teil reagiert auf die Geschwindigkeit des Kompressionsversuches, also auf die Geschwindigkeit mit der die Spannung auf die Wand steigt.
- Sind adaptiv: sobald die Geschwindigkeit der Spannungszunahme gleich Null wird, feuern sie nicht mehr ab (bei sehr langsamer Spannungszunahme senden sie also keine Impulse). Bei hoher Geschwindigkeit der Spannungszunahme dagegen feuern sie maximal ab.
- Die Ia-Afferenz verläuft vom nicht komprimierbaren äquatorialen Teil der Muskelspindel zum Ganglion spinale und erreicht so die Medulla.
- Monosegmental und ohne Zwischenneuron (schnellste Transmission) erreicht die Afferenz die γ_2- oder γ-Dynamikmotoneuronen.
- Wenn die Reizschwelle hier erreicht wird, senden die γ-Motoneuronen ein efferentes Aktionspotential mittels der γ-dynamischen Nervenfasern.
- Diese laufen bis zu den polaren Teilen der Kernsackfaser, in denen sie eine heftige Kontraktion auslösen.
- Dies hat natürlich als Effekt, daß die Ia-Afferenz des äquatorialen Teiles massiv erhöht wird. Dadurch wird wieder ein positives Feedback oder eine übertrieben verformte Information an die Medulla in bezug auf die tatsächliche Geschwindigkeit der Spannungszunahme gegeben.
- Diesmal ist die Reizung durch die Ia-Afferenz so intensiv, daß die Reizschwelle der α-Motoneuronen überschritten wird. Sie steuern also ein efferentes Aktionspotential zur quergestreiften Muskulatur. Abhängig von der Anzahl der beteiligten motorischen Einheiten wird also eine schnelle und dynamische Kontraktion bewirkt. Diese schnelle dynamische Kontraktion wird Muskeleigenreflex genannt. (Ein schönes Beispiel ist natürlich der Patellarsehnenreflex: eine kurze, aber sehr schnelle Dehnung des Musculus quadriceps ruft mittels der Kernsackfasern ein kurzes schnelles Vorschnellen des Unterschenkels hervor.)

Kernsackfasern sind also Übertreiber und Verformer der realen Muskelsituation mit einer dynamischen beschützenden oder vorbereitenden Kontraktion für den zu schnell gedehnten Muskel.

Zusammenfassung

Die Kernkettenfasern sind nicht adaptiv. Solange also eine abnormale Spannung auf sie einwirkt, feuern sie ab (Wochen, Monate, Jahre).

Die Kernkettenfasern geben eine tonische Antwort (Verringerung der Dehnbarkeit oder Elastizität des gesamten Muskels).

Die Kernsackfasern sind adaptiv und reagieren mit einer kurzen heftigen Antwort (Muskeleigenreflex oder *Hofmann*-Reflex).

Die beiden Muskelspindelmechanismen haben eine Vorbereitungs- oder Mitteilungsfunktion, sie übertreiben also mittels positiven Feedbacks die reale Spannungssituation oder die Geschwindigkeit der Veränderung dieser Spannungssituation.

Alle neurologischen Systeme reagieren ungeachtet ihres Typs auf die **Intensität** des Reizes. Wenn die Intensität groß genug ist, überschreitet sie die Reizschwelle und provoziert eine Antwort. Wichtig ist, ob der Reiz intensiv genug auf das medulläre System einwirkt. Dies gilt auch für das Spiel Agonist - Antagonist.

Im zentralen Nervensystem besteht eine weitreichende Aufgabentrennung:
Das Gehirn weiß nichts von den Muskeln, nur von den Funktionen (Bewegungen). Das medulläre System sorgt für die Übersetzung der Funktion (Bewegung) an die Muskeln und kontrolliert ständig das Spiel zwischen Agonist und Antagonist durch das System der reziproken Inhibition-Fazilitation.
Das Agonisten-Antagonisten-Zusammenspiel ist unter normalen Umständen kein Schwarz-Weiß- oder Alles-oder-nichts-Spiel, sondern ein subtiles Zusammenspiel, bei dem die Kontraktionszustände mit geringerem oder höherem Tonus fluktuieren. Die Medulla spinalis verlangt also konstant Information von beiden Seiten, die sie dann noch einmal mit der Information, die sie von den gelenknahen Rezeptoren bekommt, vergleicht (Sehnen-, Kapsel-, ligamentäre Rezeptoren). Das Gesamtbild aus dieser ganzen Information in Phase bildet das medulläre Bild einer Propriozeption. (Dieser Begriff ist sehr wichtig, um den Entstehungsmechanismus einer somatischen Dysfunktion zu begreifen.)

Die derzeit akzeptablen Theorien des Dysfunktionsmechanismus

Erläuterung zu Abbildung C:

Anatomisch läuft keine einzige myofasziale Struktur geradeaus. Wenn wir den Verlauf eines Muskels vom Ursprung über die artikuläre Bewegungsachse zum Ansatz verfolgen, finden wir immer einen bestimmten Grad von lateraler Abweichung und Rotation oder Torsion im bezug auf die gerade Linie. Dies hat u.a. mit der embryologischen Entwicklung des myofaszialen Systems zu tun. Das deutlichste Beispiel sind die Gliedmaßen. Wir sehen hier ein Entstehen in Außenrotation bei den oberen und in Innenrotation bei den unteren Gliedmaßen (siehe Gefäßverlauf und Verlauf der Dermatome).
Allgemein können wir sagen, daß **alle myofaszialen** Strukturen spiralig-diagonal um die knöchernen Strukturen gedreht sind.

Dies bedeutet auch, daß keine artikuläre Bewegung eine feste Achse hat, aber eine komplexe Kombination verschiedener Bewegungen einhält (Rolle des Gelenkspieles). Mit anderen Worten jede artikuläre Bewegung geht mit Rotationen, Translationen und Verschiebungen auf lateraler Ebene einher.

In *Abbildung C* sind die spiralig-diagonal orientierten Muskeln und Muskelketten als Strukturen AA' und BB' gezeigt (Agonisten- und Antagonisten-Organisation).

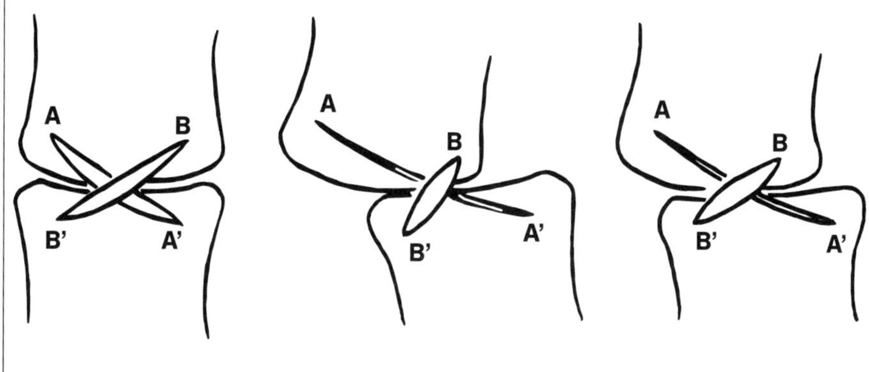

Abb. C Agonist-/ Antagonist-Organisation beim Entgleiten einer Bewegung

Erläuterung der Technik: Modell I

Position 1. Diese Position zeigt die normale Ruheposition. Hierbei finden wir ein reziprokes Spannungsgleichgewicht sowohl kapsulo-ligamentär als auch myofaszial, für AA' und BB' (Agonisten und Antagonisten).

Neurologisch: die Ausgangsinformationen von AA' und BB' zur Medulla spinalis sind ungefähr gleich.

Position 2. Diese Position ist der Auslöser einer Dysfunktion: durch die plötzliche Richtungsänderung, Heftigkeit der Bewegung usw. (siehe auslösende Faktoren) findet eine Verschiebung der Bewegung statt. Diese Verschiebung stört das normale Spannungszusammenspiel zwischen AA' und BB'; hier wird AA' plötzlich übertrieben ausgedehnt, während BB' so verkürzt wird, daß die Spannung verlorengeht.

Neurologisch: plötzlich ist die Information, die von den AA'- und BB'-Muskelspindeln kommt, nicht mehr in Phase. Die Medulla spinalis wird durch AA' überreizt, während bei BB' „Funkstille" herrscht - es wird keine Information mehr durchgegeben.

Position 3. AA' startet einen Muskeleigenreflex zum Schutz der gedehnten Muskeln. Hierdurch dehnt er BB' unerwartet und heftig aus, da es sich um einen von den Kernsackfasern organisierten Schutzreflex handelt.

Neurologisch: durch das schlagartige Auslösen des Muskeleigenreflexes vom AA'-System wird die im Moment total entspannte BB'-Faser mit solch hoher Geschwindigkeit ausgedehnt, daß in bezug auf die Intensität der Reizung die Kernsackfasern von BB' schneller ausgedehnt werden als die von AA'. Mit der Folge, daß nun die BB'-Kernsackfasern einen starken Muskeleigenreflex organisieren. Auch hier haben wir jetzt eine aus der Phase gehende Information: in der Realität ist es das AA'-System, das am meisten ausgedehnt wird, aber auf dem Gebiet der neurologischen Reizintensität ist es scheinbar BB'.

Wie ist die Endsituation? BB' hindert AA' an einer Rückkehr in die normale Ausgangsposition mit der Folge, daß die artikuläre Bewegung blockiert ist und bleibt, weil die ganze Situation sich jetzt nicht mehr in den Kernsackfasern abspielt (fehlende Geschwindigkeit), sondern in Dehnungsspannung auf den Kernkettenfasern. Die BB'-Kernkettenfasern blockieren die normale Rückkehr, während die AA'-Kernkettenfasern mit Hilfe eines erhöhten Tonus konstant zurückzukehren versuchen.

Schlußfolgerungen. Die Dysfunktion resultiert aus der Diskrepanz der neurologischen Information zwischen reeller Situation und Reizintensität. Die BB'-Kernkettenfasern fixieren die Dysfunktion, weil die AA'-Kernkettenfasern kontinuierlich versuchen, die Gelenkflächen nach Position 1 zurückzuziehen. **Das freie Gelenkspiel ist verlorengegangen,** eventuell ist die Makromobilität gestört, die Mikromobilität auf jeden Fall. Da die Kernkettenfasern nicht zur Adaption fähig sind, wird diese Situation Wochen, Monate oder Jahre anhalten.

Modell II

Position 1 und 2 entsprechen den Positionen in Modell I. Als neurologisches Modell wird hier jedoch in Position 2 angenommen, daß das medulläre System einen Befehl zur Kontraktion an BB' sendet, um wieder Informationen über die Situation zu erhalten. Inzwischen wird AA' unter dem Einfluß der Kernsackfasern einen Muskeleigenreflex organisieren.

Position 3. AA' beginnt durch den Hofmannreflex seine zurückkehrende Bewegung und stößt dabei auf den Widerstand von BB', deren Spindelorgan soeben aus dem medullären System den Befehl zur Kontraktion bekommen hat.
Neurologisch: BB' hat den Befehl zur Kontraktion bekommen, um damit Informationen an die Medulla weiterzureichen. BB' tritt mit dieser Kontraktion aus seiner Funkstille. Wie auch beim ersten Modell werden die Kernkettenfasern von AA' und BB' gegeneinander arbeiten.

Die **Schlußfolgerungen** entsprechen denen von Modell I.

Wissenschaftliche Überprüfung

Wissenschaftliche Forschung über die von uns für den deutschsprachigen Konsens als „spontane Befreiung durch Positionierung" bezeichnete Methode wurde durch *C. Van Laetem* geleistet. An der Université Libre de Bruxelles hat er, unter Mitarbeit von *Prof. Dr. K. Hainaut*, Ph. D., und *J. Burnotte*, D.O., den Tender point des Musculus triceps surae untersucht. Die Untersuchungsergebnisse wurden in Stockholm (1992) durch *M. Girardin* anläßlich eines Kongresses (1. International scientific congress on work related musculosceletal disorders) vorgestellt.

Patienten und Methode. Untersucht wurden 16 freiwillige Probanden (Männer und Frauen im Alter von 26 bis 70 Jahren), bei denen eine Kniedysfunktion und ein Tender point des M. surae diagnostiziert worden waren. Während der Untersuchung lag der Proband bäuchlings auf einer bequemen Unterlage. Die Temperatur im Raum betrug 22,5 °C bis 23,4 °C. Die Oberflächentemperatur der unteren Gliedmaßen wurde mittels eines Infrarotstrahlers ungefähr bei 35 °C gehalten.

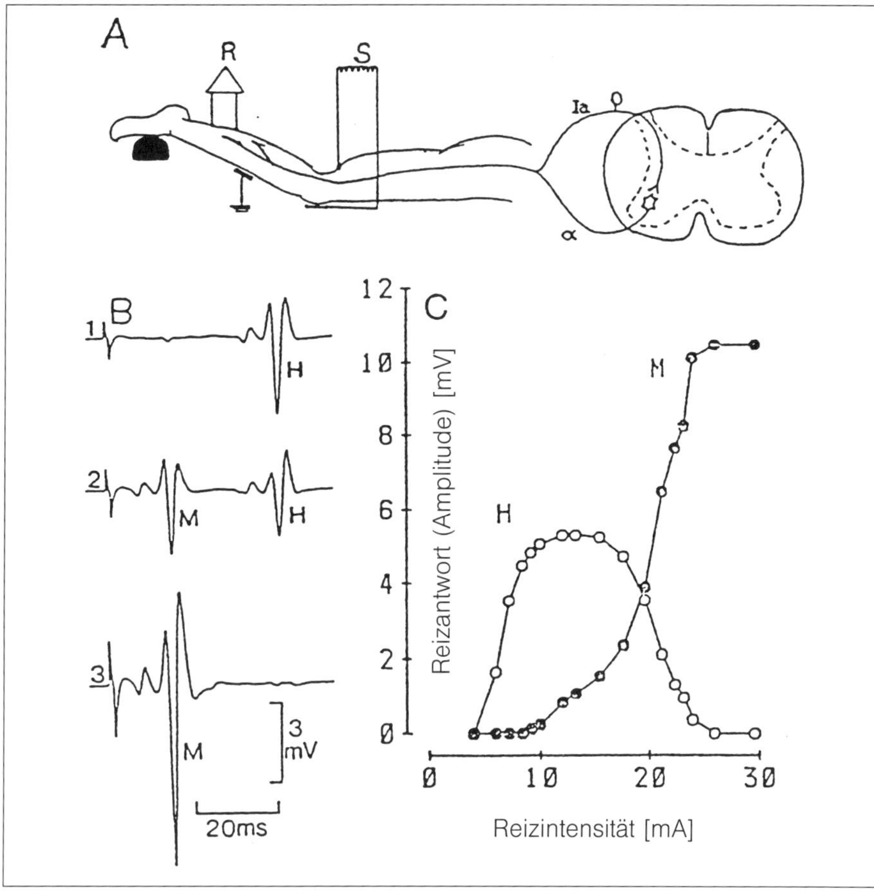

Abb. D Untersuchungsanordnung der EMG-kontrollierten Studie zum Verfahren der „spontanen Befreiung durch Positionierung“

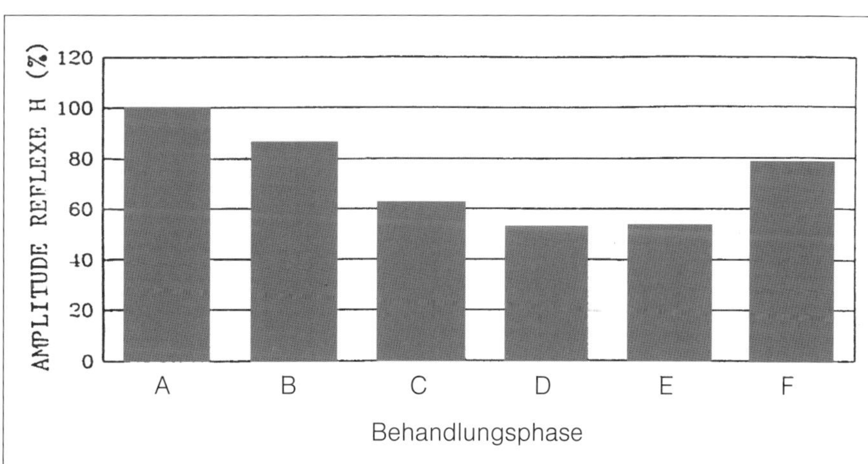

Abb. E Mittelwerte der Amplitude des MER nach der Positionierung

A = Kontrolle; B = Beugung und Rotation; C = Beugung, Rotation und Kompression; D = nach 90 Sek. Positionierung; E = vollständige Korrektur und Palpation des Tender points; F = Entspannung

Der untersuchte Tender point entspricht einer Knöcheldysfunktion in Extension und befindet sich im Musculus triceps surae des linken Beines (siehe Korrekturposition Seite 46). Untersucht wurde die Auswirkung der Positionierung auf die Stärke des Muskeleigenreflexes.
Der Muskeleigenreflex wurde durch Stimulation des Nervus popliteus internus mittels rechteckiger elektrischer Impulse von 1 ms durch einen selbstgefertigten Stimulator, gesteuert durch einen digitalen Timer (digitimer type 4030, Devices Ltd.), ausgelöst.

Die myoelektrische Aktivität wurde mit Hilfe von Hautelektroden gemessen (verstärkt und gefiltert). Diese EMG-Signale wurden gleichzeitig auf Magnetbänder (Hewlett-Packard, 3960) und auf ein digitales Oszilloskop (Nicolet, 40 94C) notiert.

Der Sehnenreflex wurde ausgelöst:

- vor der Behandlung
- während eines Teils der Korrektur (Flexion + Rotation)
- während der vollständigen Korrektur (Flexion + Rotation + Kompression)
- während der vollständigen Korrektur nach 90 Sekunden
- während der vollständigen Korrektur mit Palpation des Tender points
- nachdem die Gliedmaße langsam passiv in die Ausgangsposition gebracht wurde.

In jeder Phase werden durchschnittlich 10 Impulse gegeben. Alle Resultate wurden statistisch mittels *Anova* und *Newman-Keul* verarbeitet.

Ergebnisse. Die Technik der Positionierung verringert den Hofmann-Reflex um 52 % im Vergleich zur Startposition. Nach der Behandlung bleibt der Hofmann-Reflex verringert im Vergleich zur Startposition. Der Tender point ist nicht mehr zu palpieren.

Was ist ein Tender point?
„Tender point" bedeutet soviel wie „Spannungszone", „empfindlicher Punkt". *Jones* umschrieb die bei Palpation schmerzhaften umschriebenen Punkte zunächst als Triggerpunkte, prägte aber später den Begriff Tender point, da im Gegensatz zum Triggerpunkt keine Ausstrahlung zu beobachten ist.
Tender points sind Zonen unterschiedlicher Größe, die während Palpation meistens schmerzempfindlich sind und sich durch eine erhöhte Spannung auszeichnen.
Im Bereich des Bewegungsapparates werden sie gemeinsam mit gesteigerten Muskeleigenreflexen beobachtet; am Neurokranium entstehen sie als Folge von Traumata, duraler Spannung und erhöhtem Blutdruck. Experimentell untersucht wurden zunächst nur die Punkte, die am einfachsten einer Messung zugänglich sind, also muskuläre Punkte. Aber auch an den noch nicht wissenschaftlich untersuchten Schädelpunkten ergibt sich empirisch ein gutes Ansprechen auf die Positionierung.
Der Tender point ist ein Referenzpunkt für die Dysfunktion (bei gut kompensierter Dysfunktion keine weitere Symptomatik!).

Zur Nomenklatur
Behandlung eines Tender point = Behandlung einer Dysfunktion, die nach der Struktur benannt wird, mit welcher der Tender point übereinstimmt.

Schlußfolgerungen. Welches der beiden Modelle korrekt ist, ist für die Praxis von untergeordneter Bedeutung. Das wichtigste ist, daß das Problem der Dysfunktion (der Dyskoordination) tatsächlich in den Muskelspindeln liegt und daß die nachfolgend beschriebene Technik dieses Problem beheben kann.

Die theoretischen Modelle erklären beide gleich gut, wie die Dysfunktion entsteht und wie und warum diese Technik an bestimmte Regeln gebunden ist.

Allgemeine Regeln

Das Positionieren einer Gliedmaße oder der Wirbelsäule wird in den drei räumlichen Ebenen vorgenommen. Hierdurch ergeben sich meistens die drei Bewegungsrichtungen

- Flexion oder Extension
- Bewegung nach lateral oder medial (Abduktion oder Adduktion)
- Rotation (Innen- oder Außenrotation)

Während des Positionierens soll sich der Patient so entspannt wie möglich verhalten. Es ist der Therapeut, der positioniert, und nicht der Patient: Das Positionieren muß vom Patienten aus völlig passiv geschehen. Um diesen passiven Vorgang möglichst optimal ablaufen zu lassen, ist es wichtig, daß der Therapeut den Patienten gut unterstützt, stabilisiert und fixiert. Dabei soll der Therapeut selber so bequem wie möglich zum Patienten stehen.

Beispiel Ellbogen: Um das Positionieren vom Ellbogen optimal zu ermöglichen, behandelt man den Patienten in Rückenlage. Die Rückenlage wird gewählt, um den ganzen Körper zu unterstützen und so eine vollständige Entspannung zu erreichen.

Das Positionieren soll die Spannungszone, d.h. den Tender point, vollständig lösen. Das vollständige Lösen der Spannungszone erreicht man nur mittels einer spezifischen Position der Extremität oder der Wirbelsäule. Die Position wird ungefähr 90 Sekunden gehalten. Dies stimmt mit der Zeitspanne überein, die die Muskelspindeln und ihre Reflexbahnen zur Normalisierung benötigen.

Nach 90 Sekunden wird die Extremität bzw. die Wirbelsäule **langsam** und **passiv** zurück in die neutrale Stellung gebracht. Auch hier ist es wieder wichtig, den Patienten so gut wie möglich zu unterstützen, zu stabilisieren und zu fixieren. Dieses langsame und passive Zurückkehren ist essentiell für die Behandlung. Die normalisierten Muskelspindeln und ihre Reflexbahnen sind nämlich durch die physiologischen Gegebenheiten sehr anfällig für eventuelle Überdehnungen: Ein zu schnelles und nicht passives Zurückkehren kann eine neue Hyperreaktivität auslösen.
Um sicherzugehen, daß eine korrekte Position eingenommen wurde, wird während der Positionierung der Tender point palpiert - sein Verschwinden belegt, daß korrekt vorgegangen wurde. Nicht die Verringerung des eventuellen Schmerzes leitet uns also bei der Palpation sondern die Verringerung der Spannung im Tender point.

Spezifische Regeln

Falls ein Tender point sich ventral (anterior) am Körper befindet, wird zur Positionierung meistens eine Flexion gewählt (in den Tender point „hineinfalten").
Ein dorsal befindlicher Tender point muß zum Positionieren meistens extendiert werden (in den Tender point „hineinfalten").

Das Knie ist für die Nomenklatur die einzige Ausnahme. Ein Tender point im anterioren Bereich wird durch eine Extension des Knies gelöst, ein Tender point im dorsalen Bereich des Knies durch eine Flexion. In beiden Fällen wird aber das Gelenk so positioniert, daß es trotzdem der Regel, in den Tender point hineinzufalten, entspricht.

Je lateraler sich ein Tender point der Körper- oder Gliedmaßenachse befindet, desto mehr positioniert man nach lateral. Je größer der Abstand von der Körpermedialachse ist, desto größer wird der Bewegungsausschlag.
Je medialer sich ein Tender point befindet, desto mehr positioniert man nach medial. Je größer der Abstand von der Körpermittelachse ist, desto größer wird der Bewegungsausschlag.

Eine Rotation wird immer vorgenommen, sie ist an das Positionieren nach lateral und medial gekoppelt. Meistens positioniert man in der gleichen Art und Weise wie die Bewegung eines Flugzeuges: Um nach links abzudrehen führt es eine seitliche Bewegung nach rechts aus, um nach rechts abzudrehen, bewegt es sich seitlich nach links.
Je weiter ein Tender point von der Körper- oder Gliedmaßenachse entfernt liegt, desto größer wird auch die Rotationskomponente sein. Oder: je weiter der Ansatzpunkt des Therapeuten vom Tender point entfernt liegt, desto größer ist die Rotationskomponente.

Aus der Kompression oder Traktion in den Tender point hinein ergibt sich immer, daß die anderen Mobilisationskomponenten in ihrer Amplitude kleiner sind.

Ein Tender point ist bei der Palpation meistens schmerzhaft. Es ist aber nicht unbedingt Ziel der Palpation, beim Patienten einen Schmerz auszulösen! Die Spannungszone soll dem Therapeuten genügen zu entscheiden, ob ein Tender point positiv ist oder nicht. Nach der Behandlung müssen der Tender point wie auch der eventuell damit verbundene Schmerz verschwunden sein. Falls nicht, wurde nicht korrekt positioniert, der Patient nicht genügend entspannt oder ist das Zurückführen in die neutrale Position nicht optimal passiv verlaufen.
Aufgepaßt: es kann sich auch um ein strukturelles Problem handeln, dem also keine Dysfunktion, sondern eine anatomische Läsion zugrunde liegt.

Bemerkungen

In dieser praktischen Anleitung wird eine ganze Reihe von Tender points vorgestellt; dabei mußte allerdings eine Auswahl getroffen werden. Es versteht sich von selbst, daß in der Praxis viel mehr Tender points angetroffen werden. Dies ist kein Problem, denn auch hier müssen nur die gleichen Regeln angewendet werden.

Für jede Positionierung wird eine optimale Grundposition angegeben. Nicht immer kann allerdings die Technik in der beschriebenen Ausgangsposition durchgeführt werden; in diesem Fall steht es dem Therapeuten frei, eine andere Grundstellung zu wählen, solange er dabei die für die Positionierung an den Extremitäten oder der Wirbelsäule geltenden Grundregeln nicht verletzt. Beispiel: Als Grundposition kann die Bauchlage vorgeschrieben sein. Bei einer im neunten Monat schwangeren Patientin, die nicht mehr auf dem Bauch liegen kann, muß von dieser Lage abgewichen werden.

Das Positionieren folgt bestimmten Regeln. In dieser Anleitung sind die häufgsten Abläufe erklärt. Es kommt vor, daß ein in dieser Anleitung beschriebener Tender point sich nicht durch die entsprechende Positionierung behandeln läßt. Mögliche Erklärungen hierfür wurden unter dem Abschnitt „spezifische Regeln" besprochen.
Es kann aber auch sein, daß der Tender point sich nur durch eine unorthodoxe Positionierung lösen läßt. Hier kommt es darauf an, seine Palpation stets zu verbessern, ihr zu vertrauen und sich von ihr leiten zu lassen.

Technik und Behandlungsablauf

Untere Extremität

Becken und Hüftgelenk

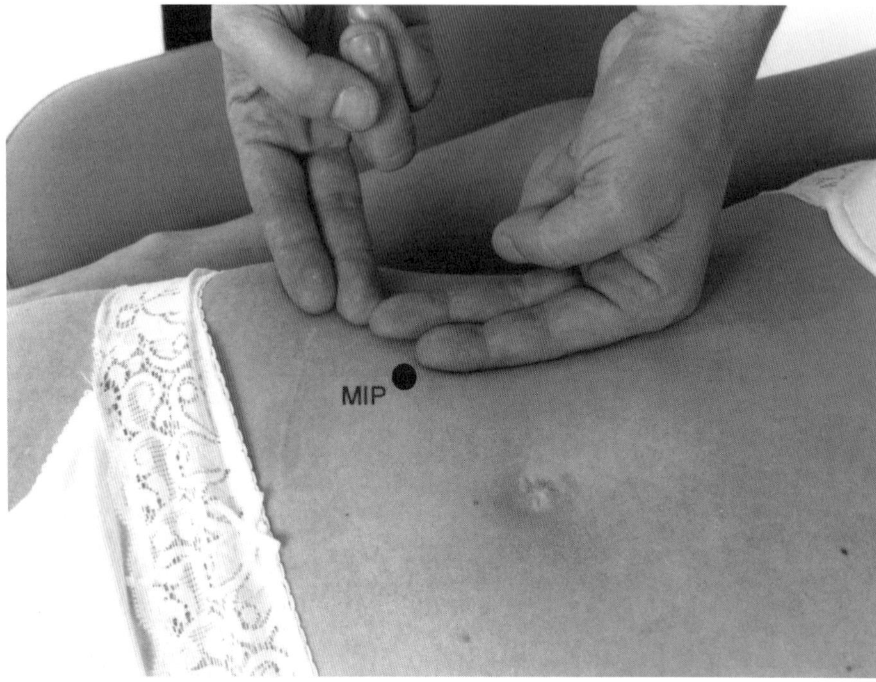

Abb. 1 Lokalisation Tender point des Musculus iliopsoas (MIP)

► Zwei Finger oberhalb und zwei Finger medial der Spina iliaca anterior superior.

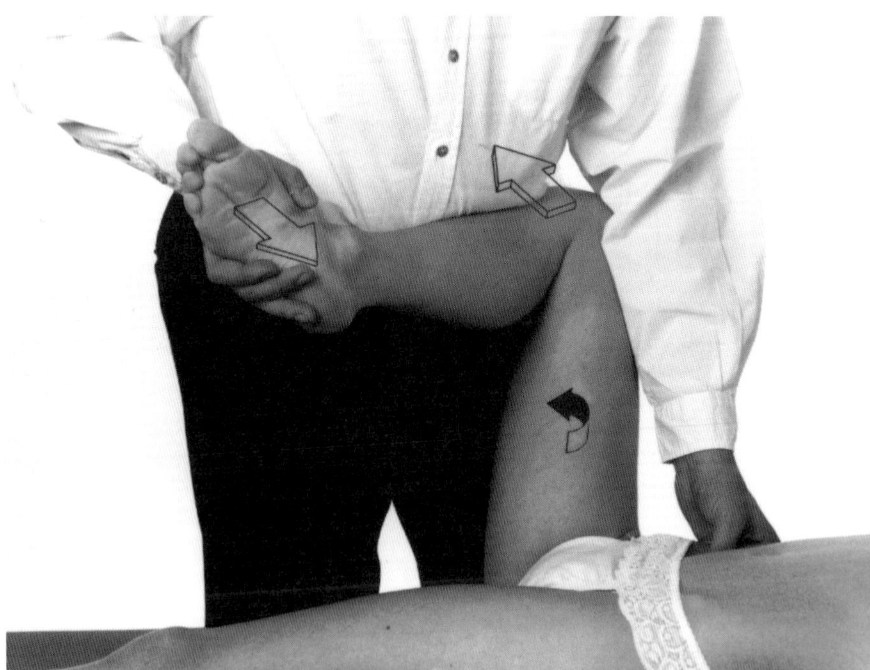

Abb. 2 Behandlung Tender point des Musculus iliopsoas (MIP)

► Flexion Hüfte – Knie nach außen – Ferse nach innen (fasziale Feineinstellung mit dem Fuß).

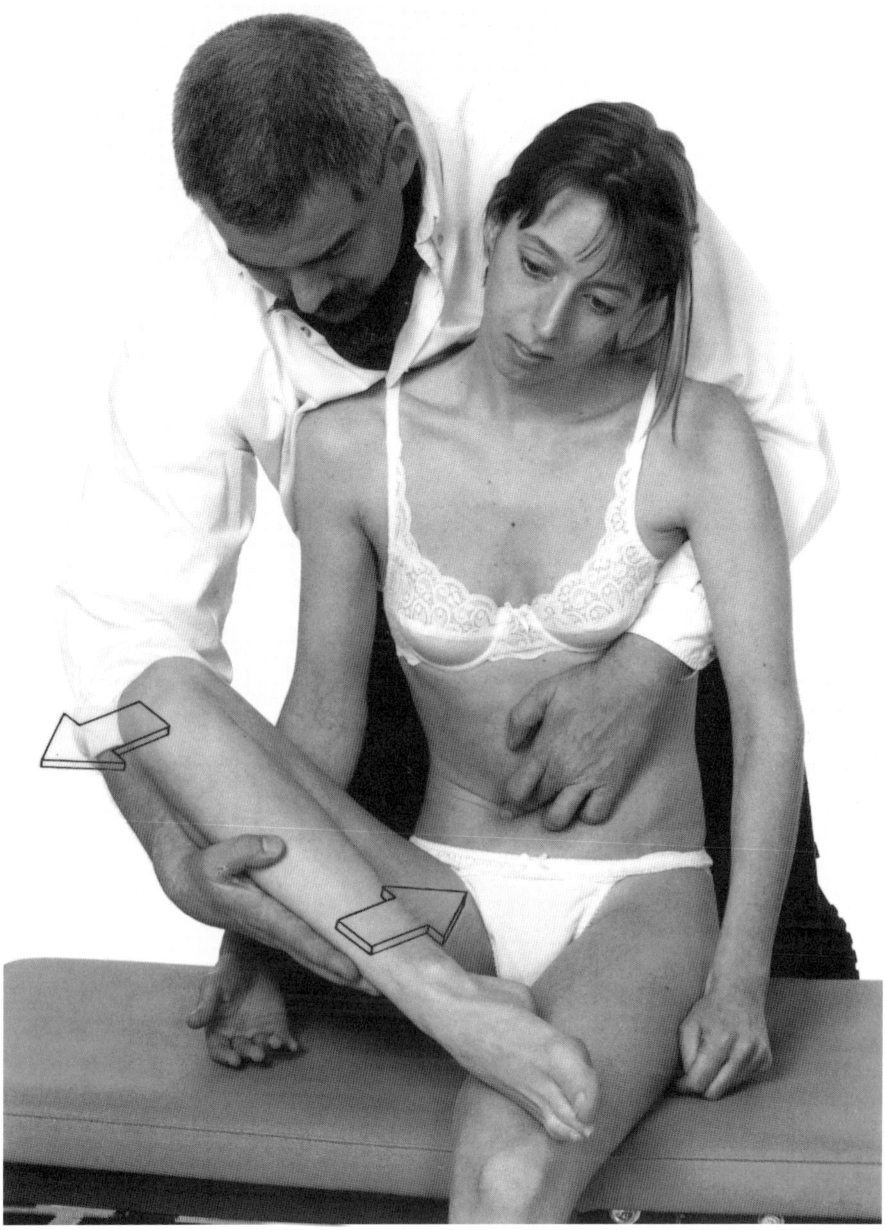

Abb. 3 Behandlungsvariante Tender point des Musculus iliopsoas (MIP)

► Falls der Patient die Rückenlage nicht einnehmen kann.

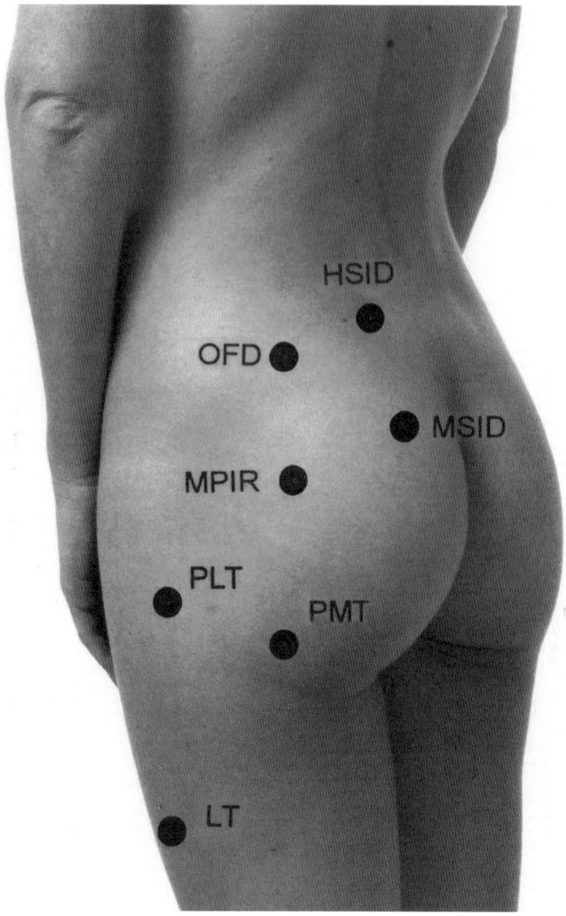

Abb. 4 Lokalisierung Tender points von Becken und Hüftgelenk

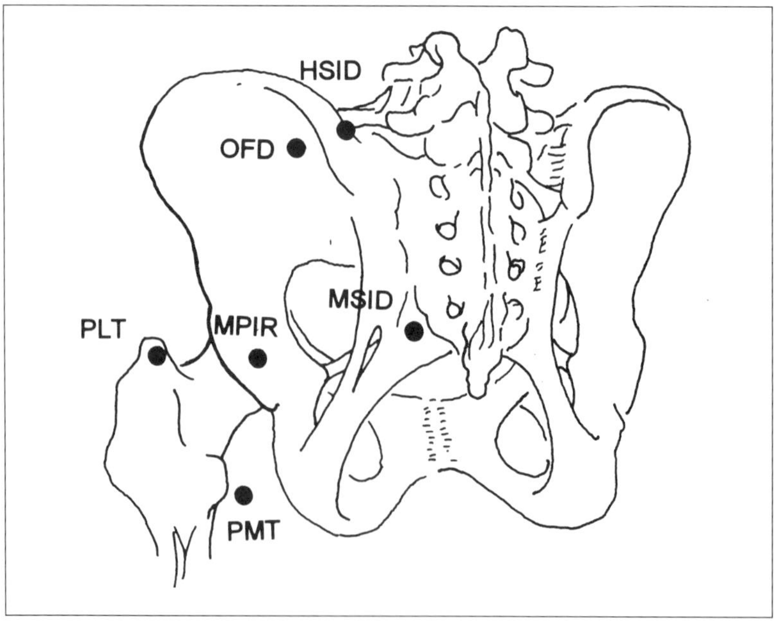

Abb. 5 Schematische Analogie zu Abb. 4
▷ (S. 126,[1])

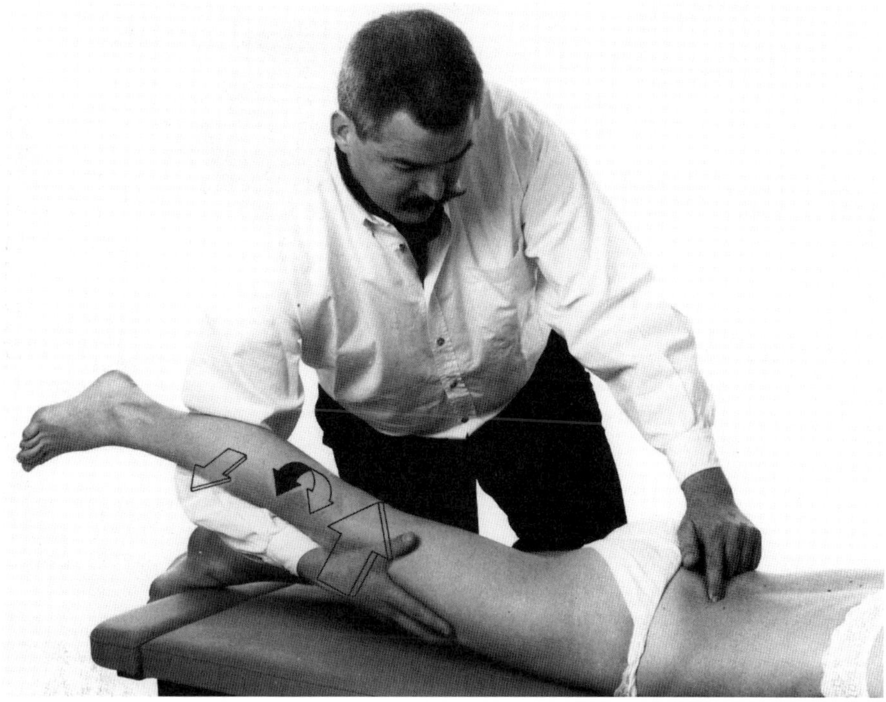

Abb. 6 Behandlung Tender point einer hohen sakro-iliakalen Dysfunktion (HSID)

► Extension Hüfte – Feineinstellung durch Oberschenkel leicht nach lateral (fasziale Feineinstellung durch Rotationstendenz).

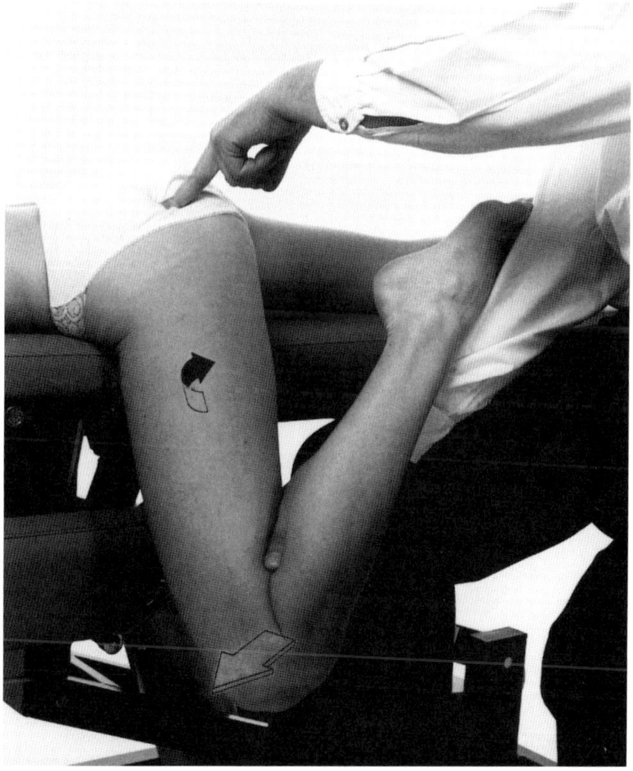

Abb. 7 Behandlung Tender point vom Musculus piriformis (MPIR)

► Flexion Hüfte und Knie – Knie nach lateral – Fuß leicht nach lateral (leichte Innenrotation).

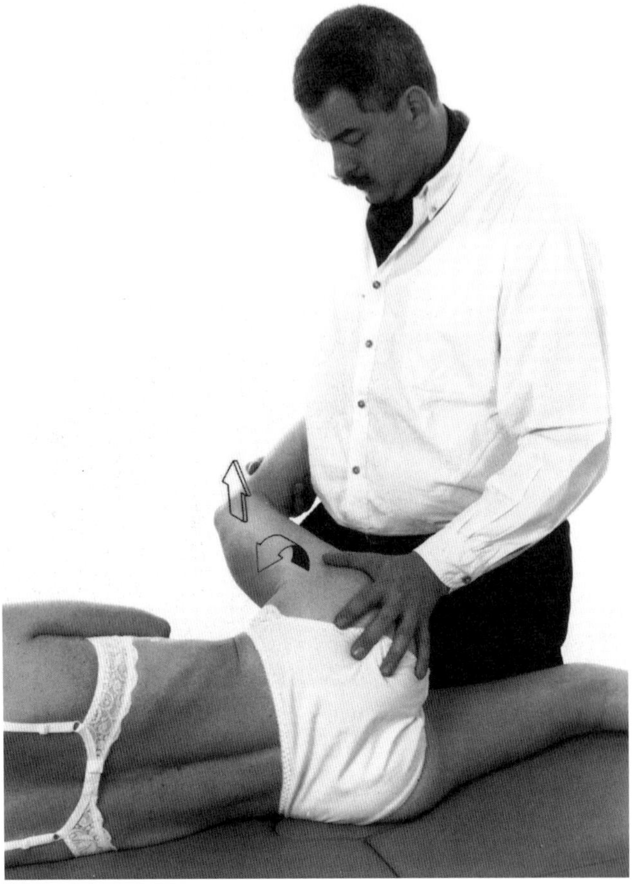

Abb. 8 Behandlungsvariante Tender point Musculus piriformis (MPIR)

► Falls der Patient die Bauchlage nicht einnehmen kann.

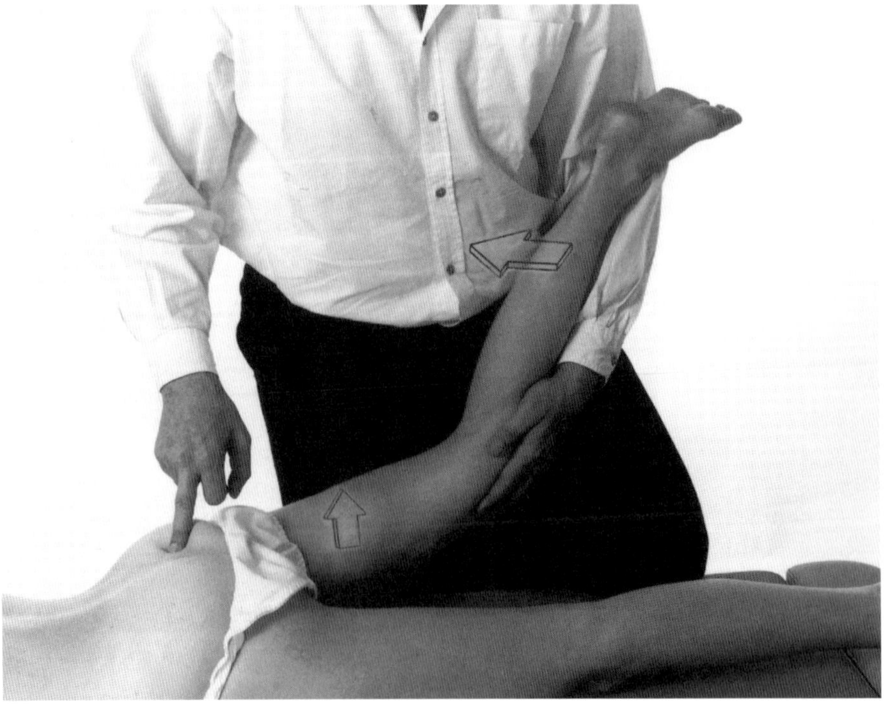

Abb. 9 Behandlung Tender point einer medialen sakroiliakalen Dysfunktion (MSID)
► Leichte Extension Hüfte – Oberschenkel ausgesprochen nach lateral.

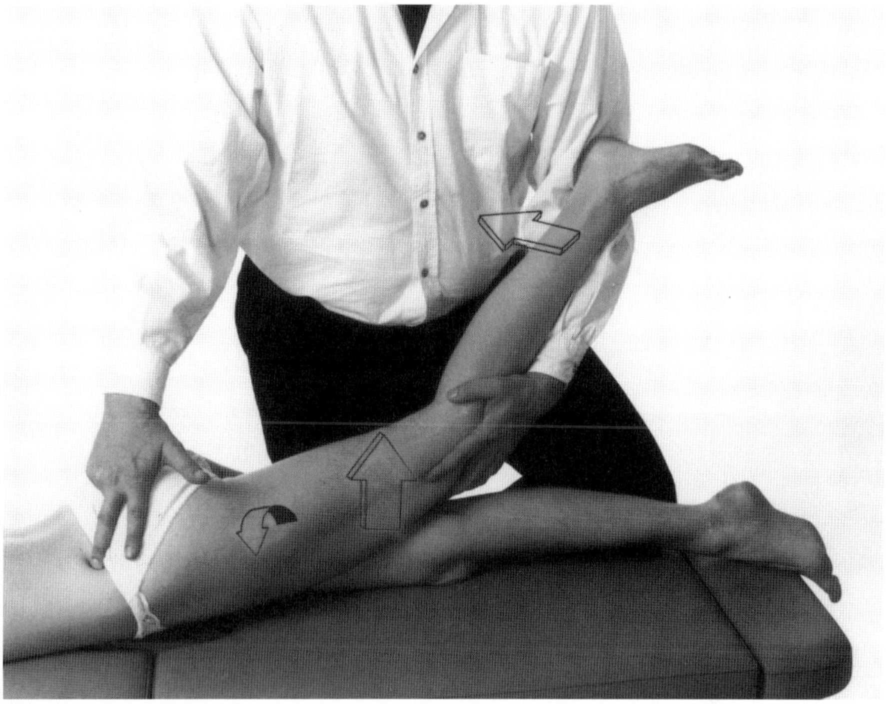

Abb. 10 Behandlung Tender point einer Outflare-dysfunktion (OFD)
▶ Extension Hüfte – Oberschenkel nach medial (fasziale Feineinstellung durch leichte Tendenz nach Innenrotation).

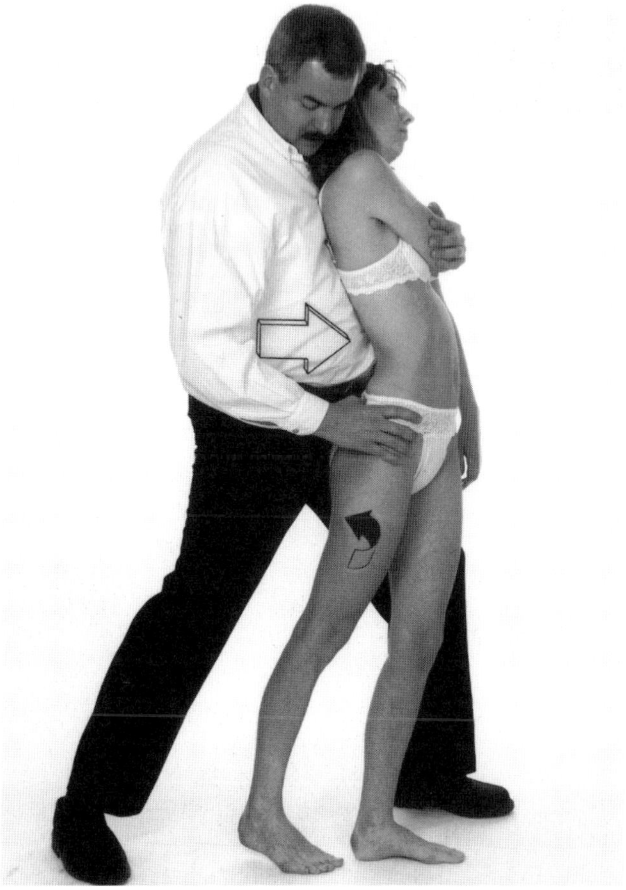

Abb. 11 Behandlungsvariante Tender point einer Outflare-dysfunktion (OFD)

▶ Falls der Patient die Bauchlage nicht einnehmen kann.

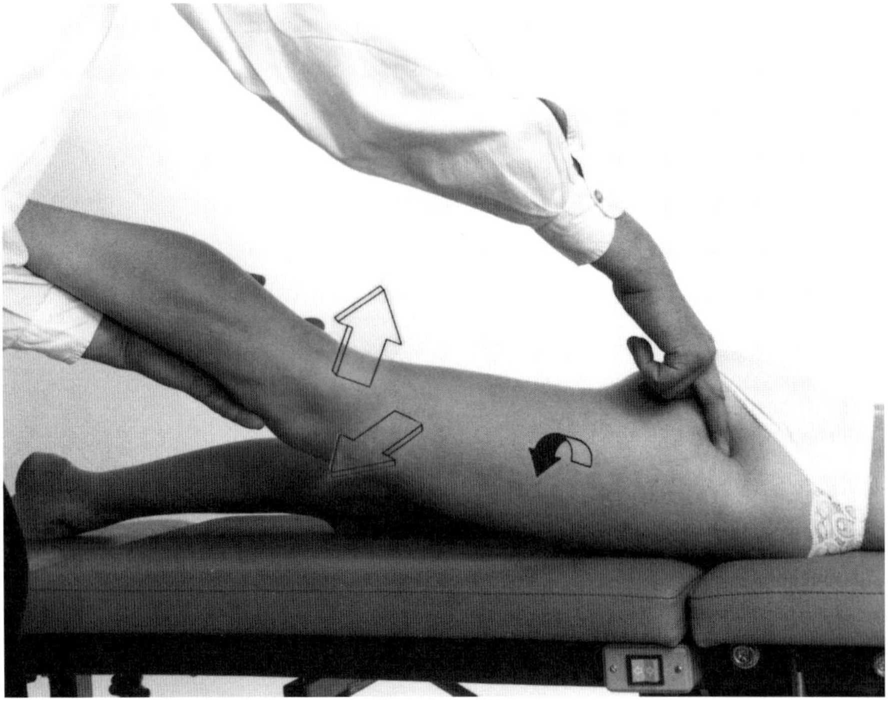

Abb. 12 Behandlung postero-lateraler Tender point des Trochanter major (PLT)

► Leichte Extension Hüfte – Oberschenkel nach ausgesprochen lateral (fasziale Feineinstellung durch Tendenz nach Außenrotation der Hüfte).

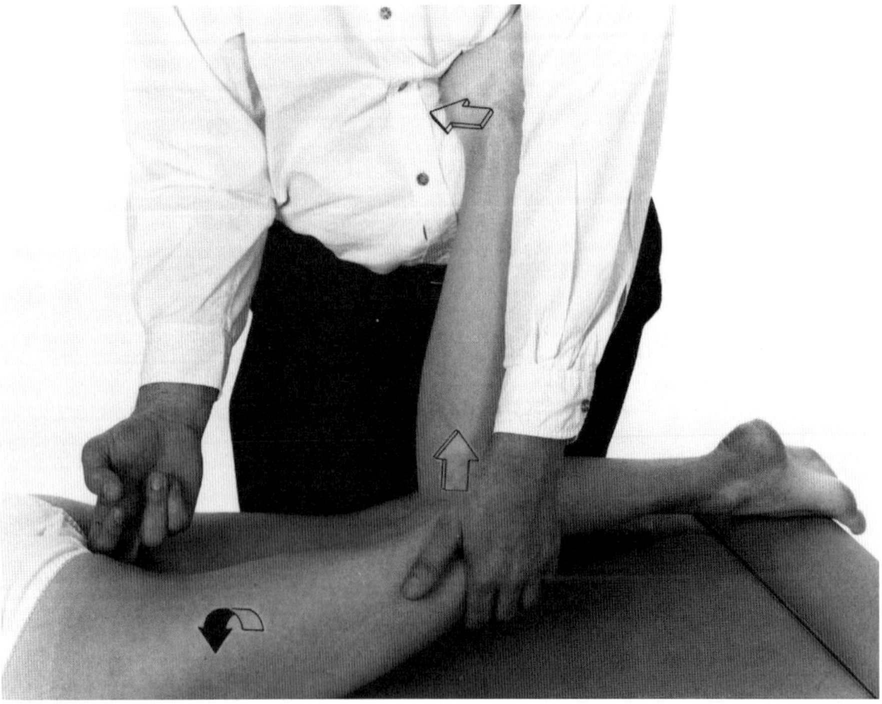

Abb. 13 Behandlung medialer Tender point des Trochanter minor (PMT)

► Leichte Extension Hüfte – Fuß nach medial (Außenrotation Hüfte).

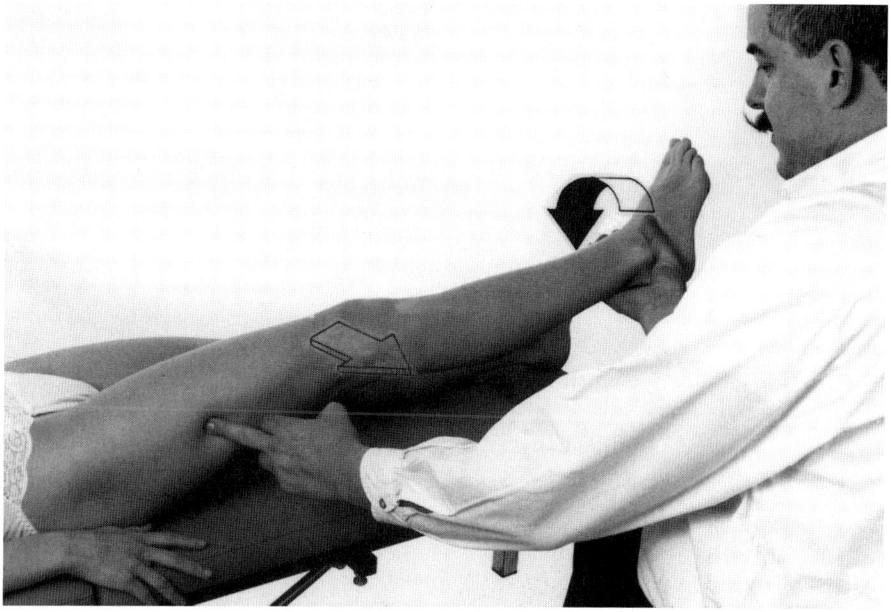

Abb. 14 Behandlung lateraler Tender point des Trochanter major (LT)

► Leichte Flexion Hüfte – Oberschenkel nach lateral und betont nach innen drehen (fasziale Feineinstellung durch den Fuß nach Inversion).

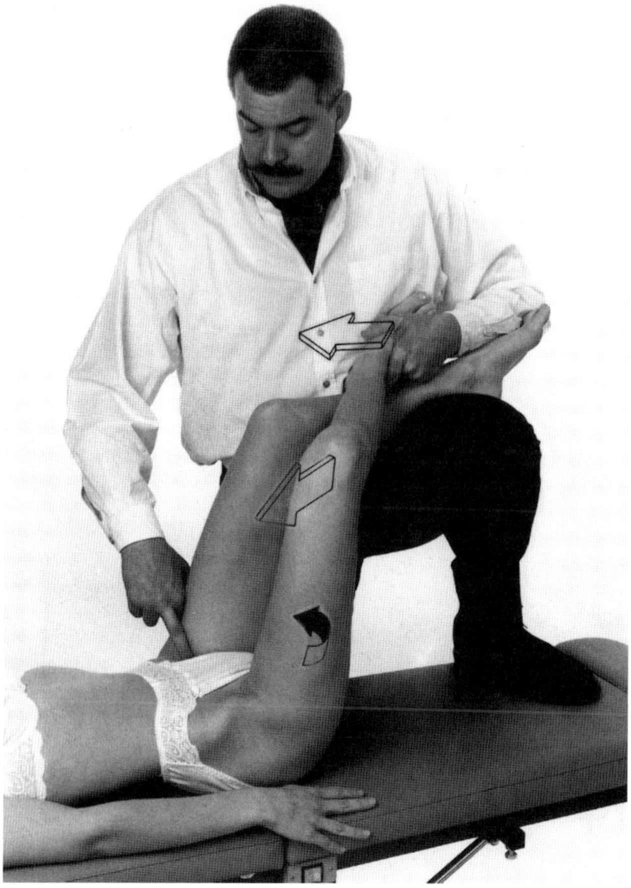

Abb. 15 Behandlung Tender point des Ligamentum inguinale (LI)

► Bein an der Seite des Tender points in 90° Flexion von Hüfte und Knie – Positionieren über das entgegengestellte Bein – Knie nach lateral – Fuß nach medial und kranial.

Lokalisation s. S. 80

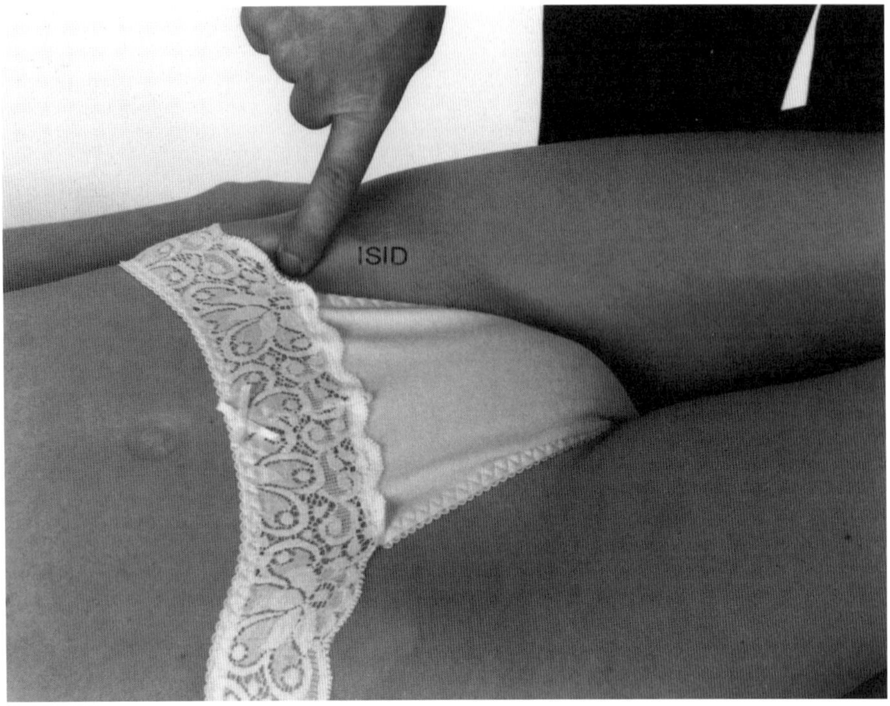

Abb. 16 Lokalisation Tender point einer inferioren Sakroiliakal-Dysfunktion (ISID)

► Oberhalb und an der Innenseite der Spina iliaca anterior superior (s. auch S. 80).

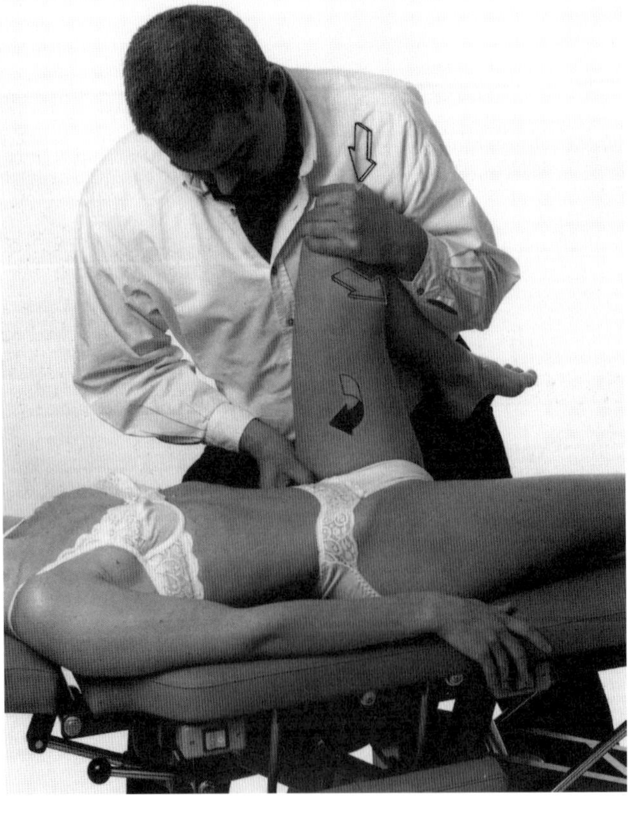

Abb. 17 Behandlung Tender point einer inferioren Sakroiliakal-Dysfunktion (ISID)

► Flexion Hüfte 90° – Oberschenkel nach medial und innen drehen (Fuß nach lateral) – Kompression entlang der Oberschenkelachse.

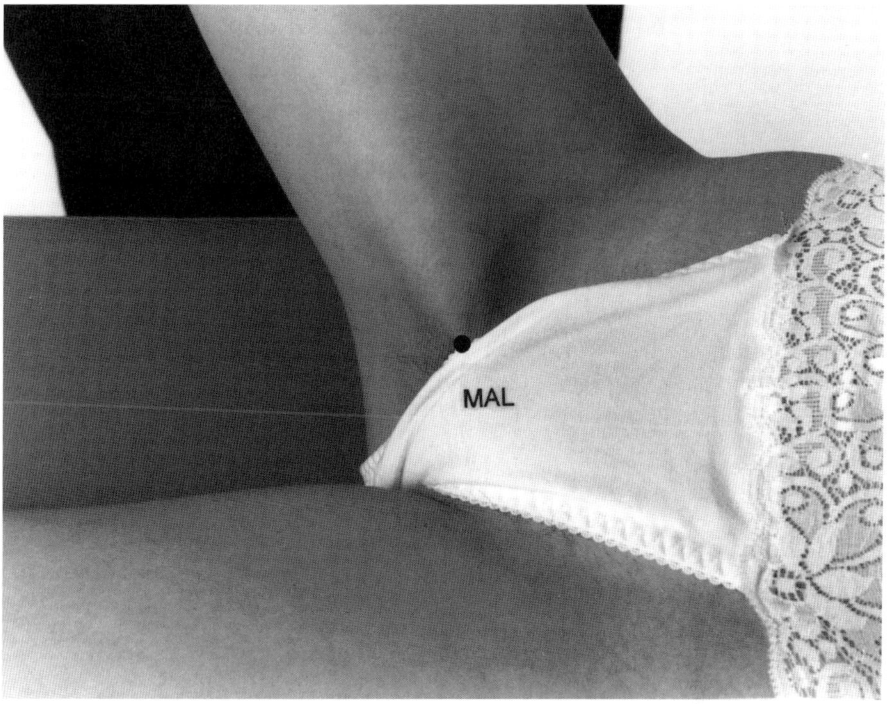

Abb. 18 Lokalisierung obere Ursprungszone des Musculus adductor longus (MAL)

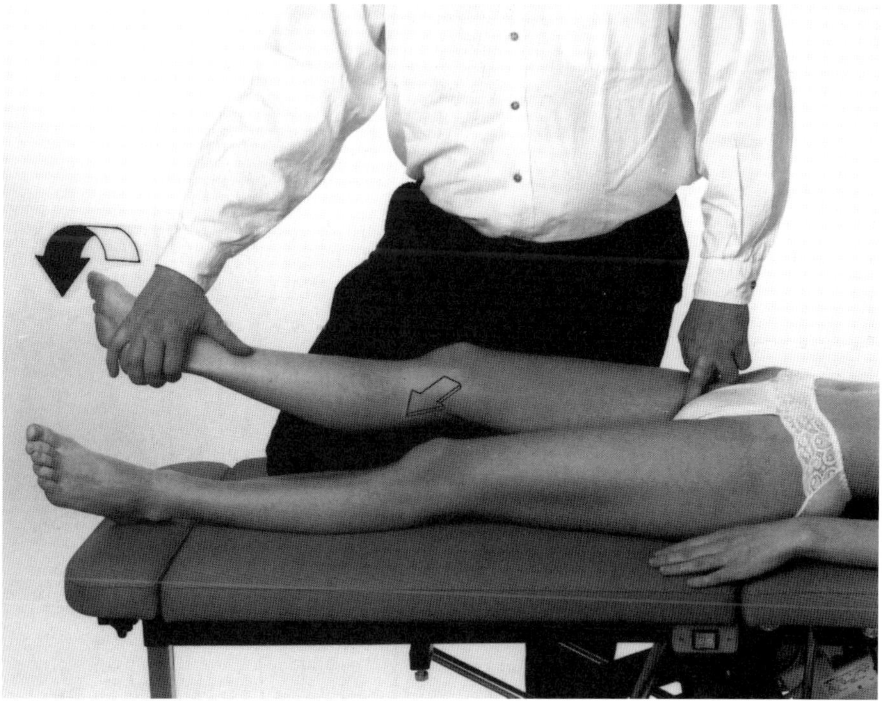

Abb. 19 Behandlung Tender point des Musculus adductor longus (MAL)

► Leichte Flexion Hüfte – Oberschenkel nach medial – Bein betont nach außen drehen.

Kniegelenk

Abb. 20 – 23 Lokalisierung der Tender points des Kniegelenks
▷ (S. 126,[3])

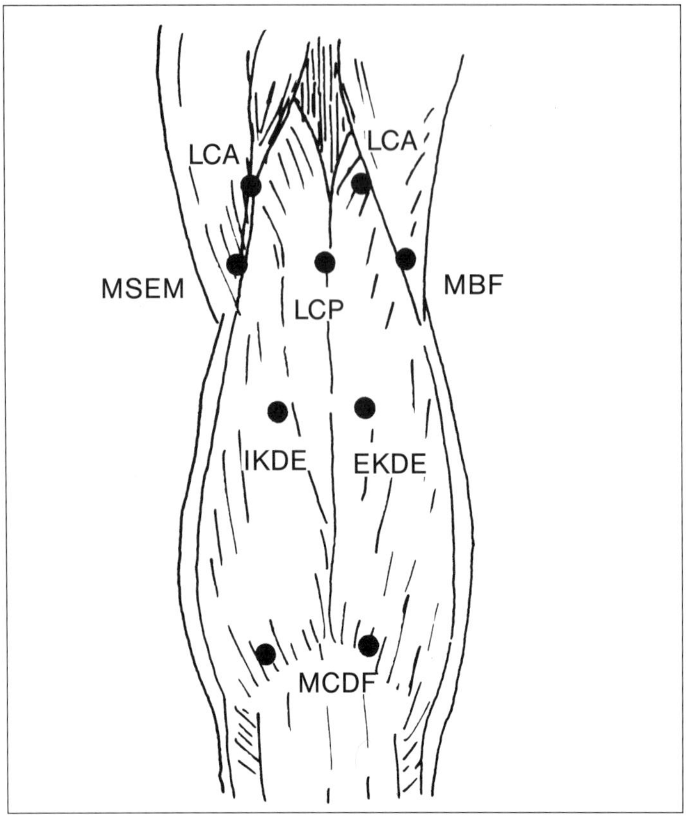

Abb. 20

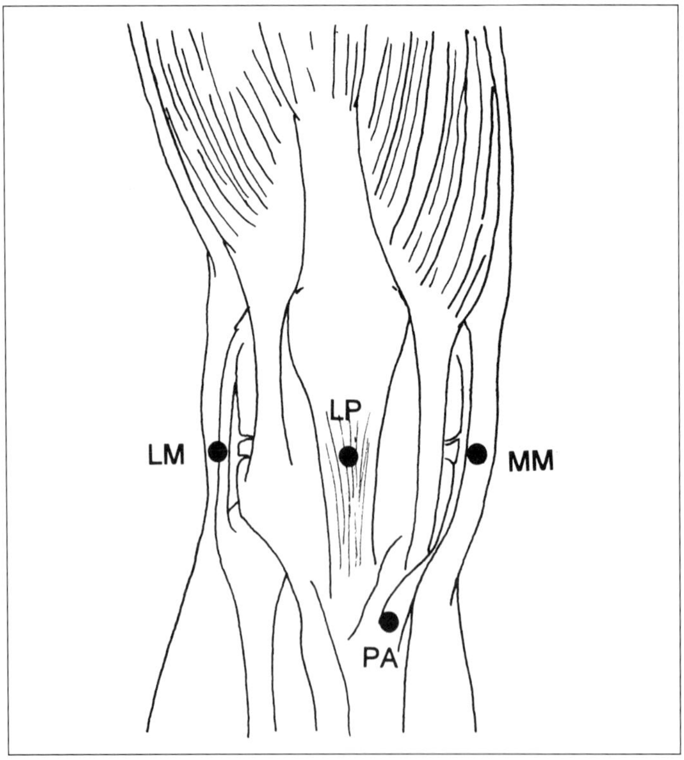

Abb. 21

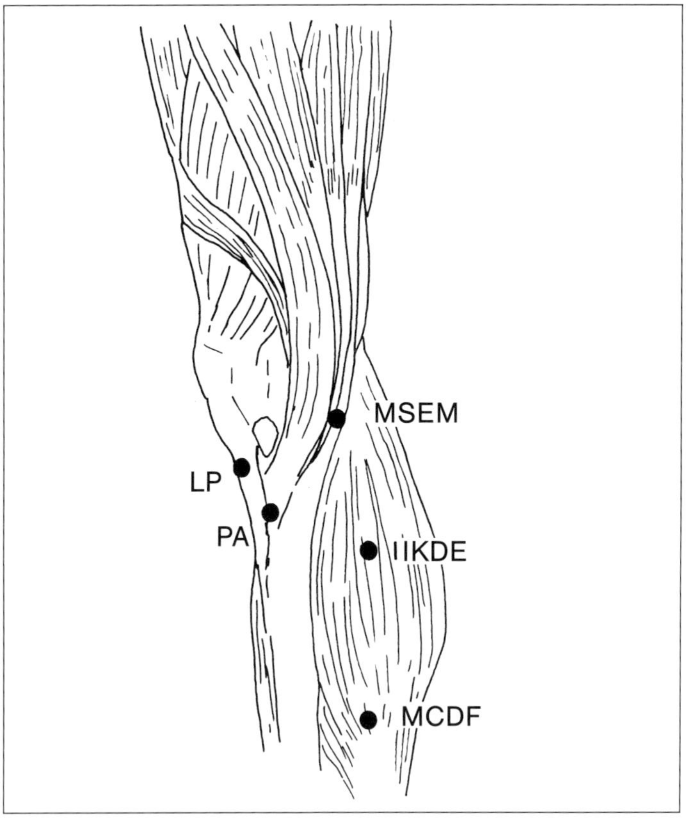

Abb. 22

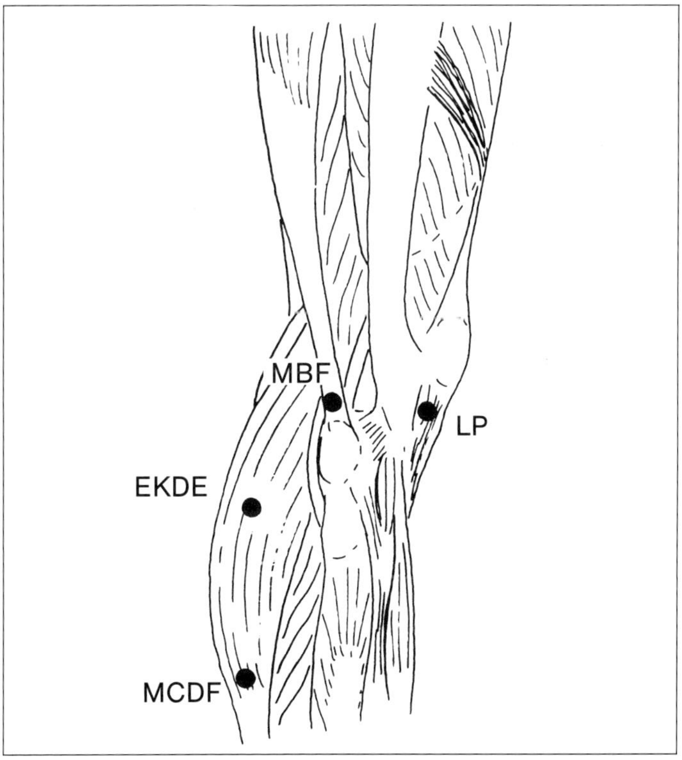

Abb. 23

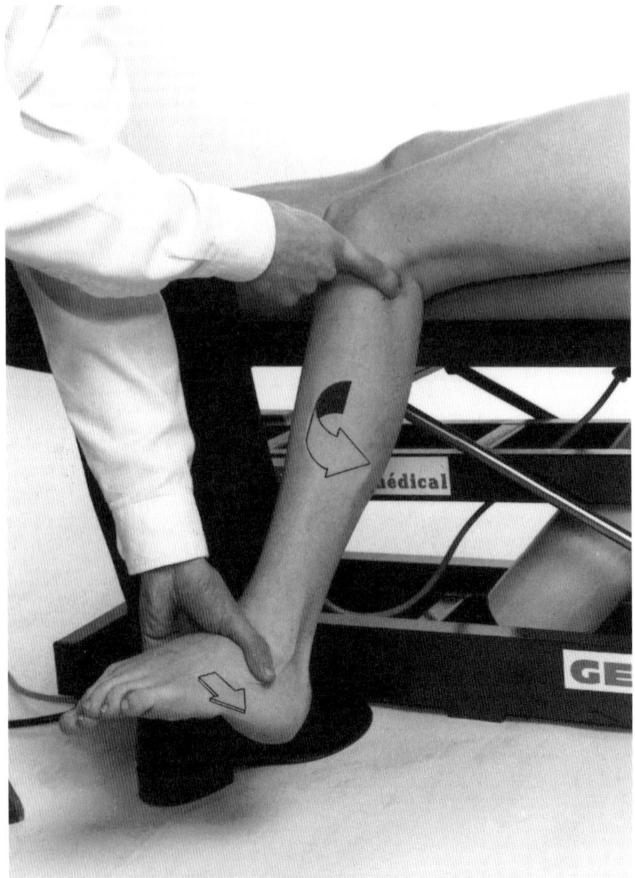

Abb. 24 Behandlung Tender point des Musculus biceps femoris (MBF)

► Flexion Knie – Knie relativ nach medial fixieren – Unterschenkel nach lateral – Fuß nach außen drehen.

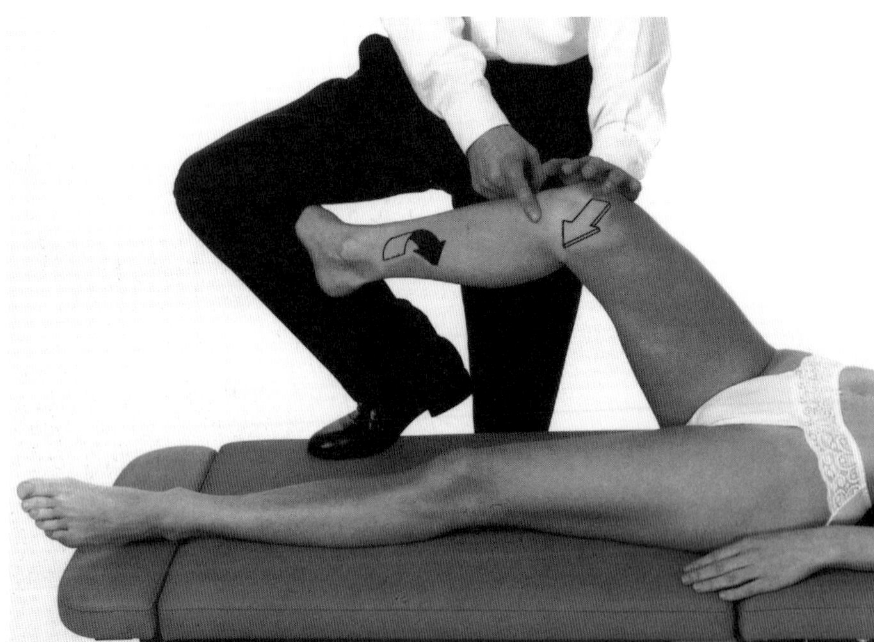

Abb. 25 Behandlung Tender point des Pes anserinus (PA)

► Flexion Hüfte und Knie 90° – Knie nach medial – Unterschenkel nach außen drehen (Fixierung des Fußes durch die Wade des Therapeuten).

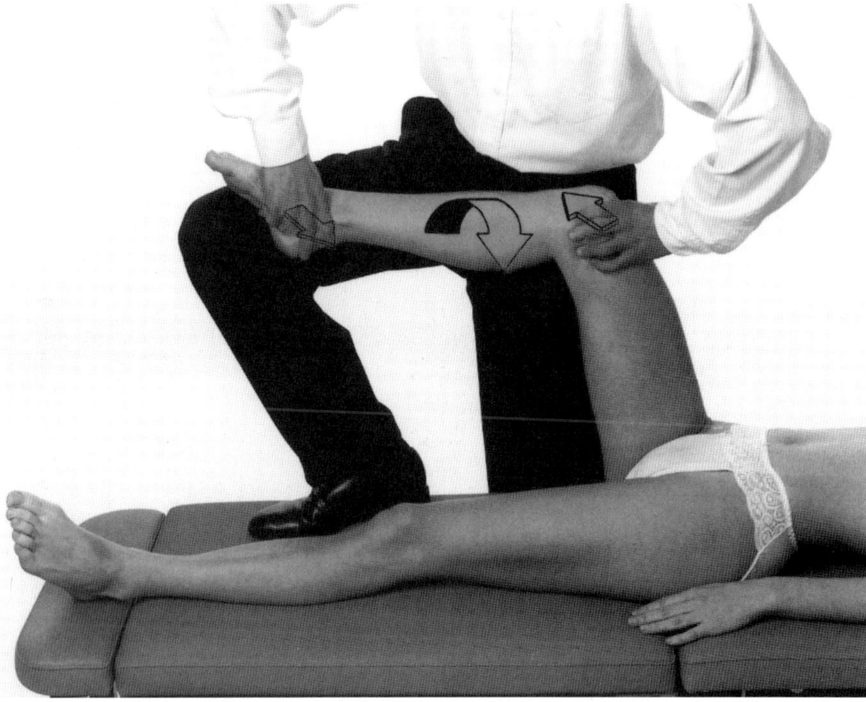

Abb. 26
Behandlung Tender point des medialen Meniskus (MM)

► Flexion Hüfte und Knie – Knie relativ nach lateral fixieren und Fuß nach medial – Unterschenkel nach innen drehen.

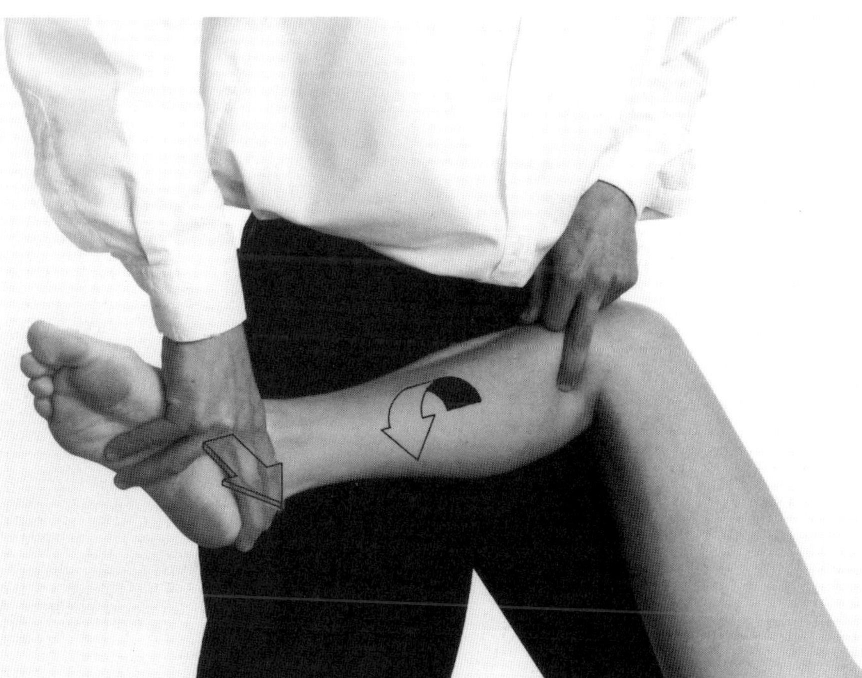

Abb. 27
Behandlung Tender point des Musculus semimembranosus (MSEM)

► Flexion Hüfte und Knie – Knie nach lateral – Fuß nach medial – Unterschenkel nach innen drehen.

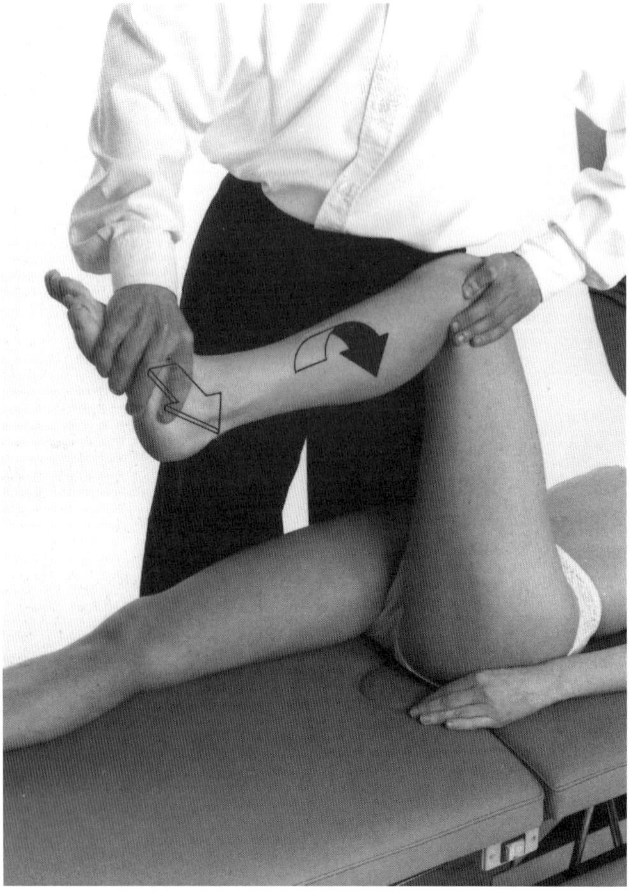

Abb. 28 Behandlung Tender point des lateralen Meniskus (LM)

► Flexion Hüfte und Knie – Knie nach medial – Fuß nach lateral – Unterschenkel nach innen drehen.

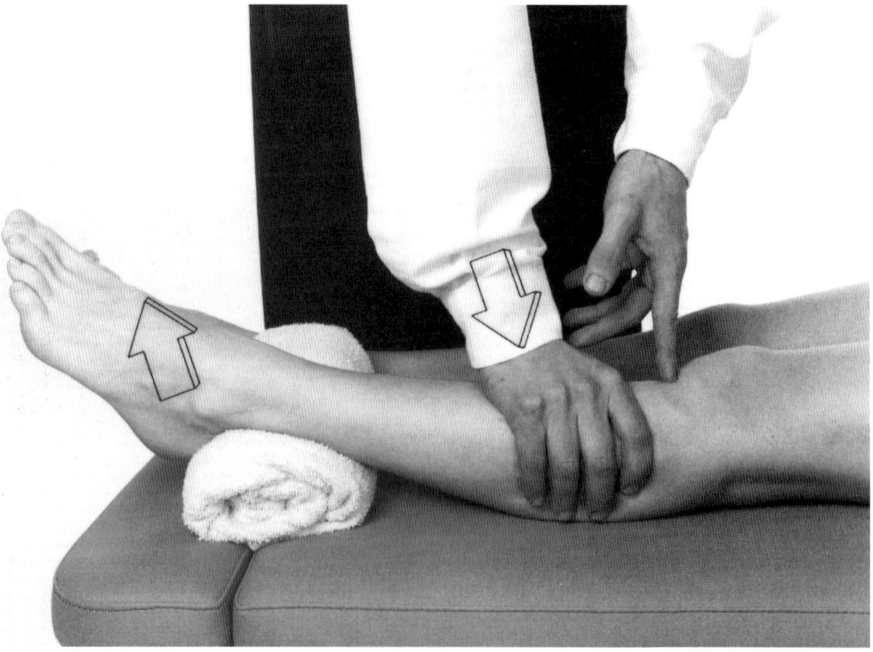

Abb. 29 Behandlung Tender point des Ligamentum patellae (LP)

► Kissen im unteren Drittel der Wade – Druck auf den proximalen Teil der Tibia (Hyperextension).

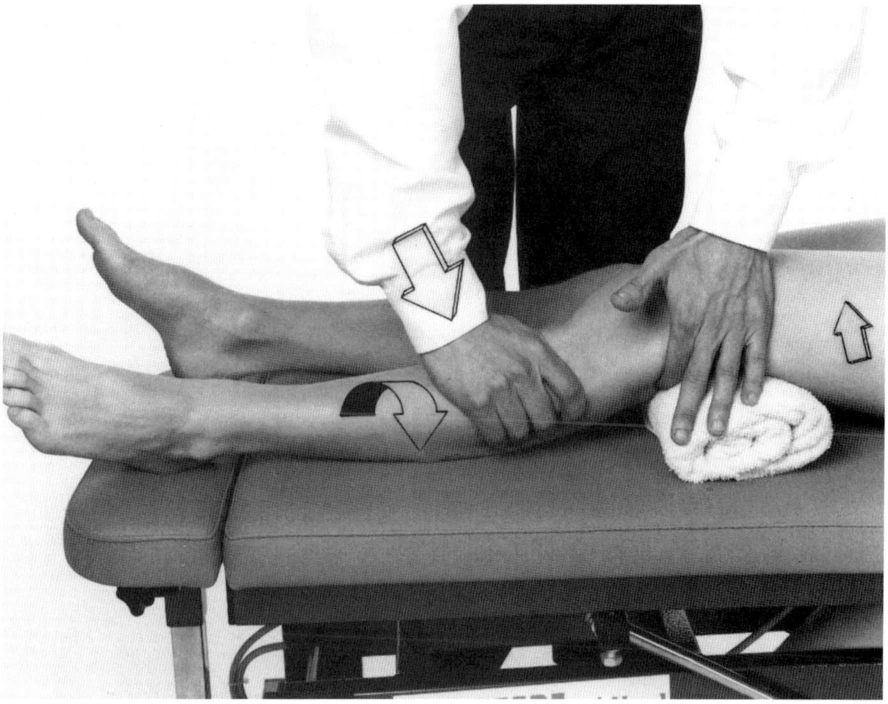

Abb. 30 Behandlung Tender point des Ligamentum cruciatum anterius (LCA)

► Kissen oberhalb vom Knie legen – Scherkraft durch Druck auf den proximalen Teil der Tibia – Unterschenkel nach außen drehen.

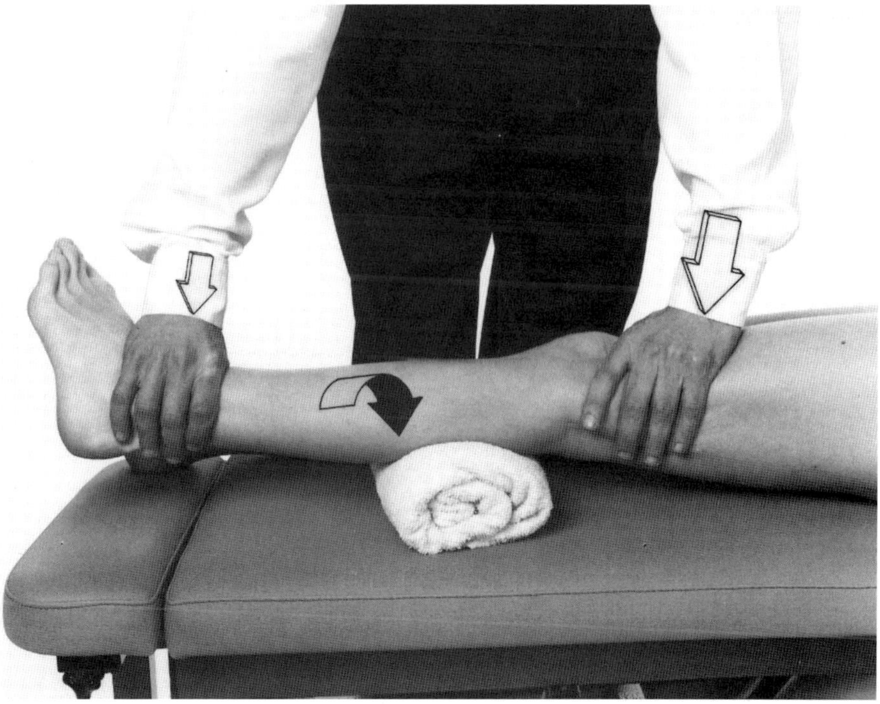

Abb. 31 Behandlung Tender point des Ligamentum cruciatum posterius (LCP)

► Kissen unter die Wade – Scherkraft durch balancierenden Druck auf Oberschenkel und Tibia (bis das Knie sich entspannt) – Unterschenkel nach innen drehen.

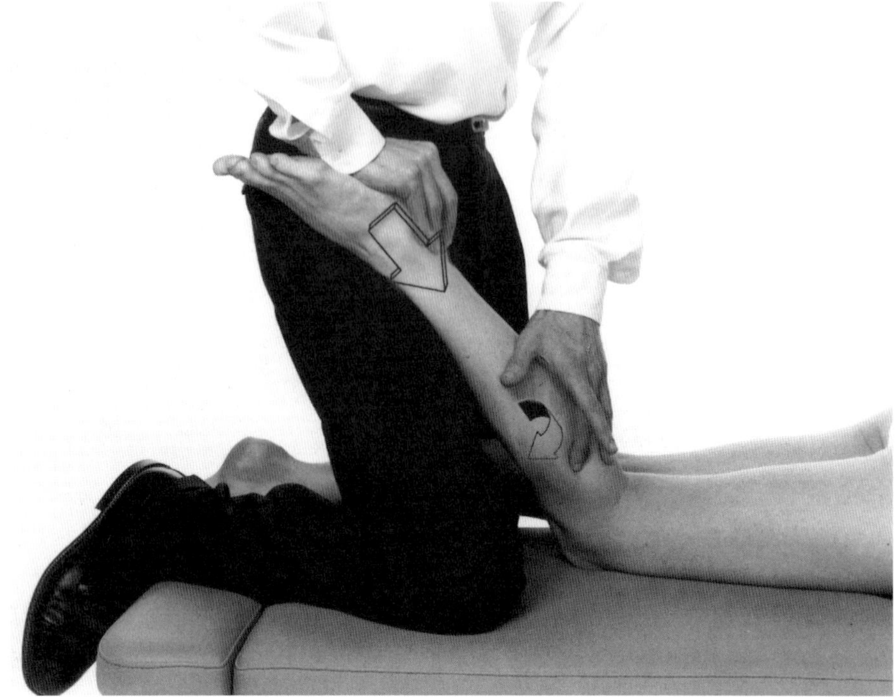

Abb. 32 EKDE Behandlung Tender point einer Knöcheldysfunktion in Extension

► Flexion Knie – Druck auf Calcaneus (Plantarflexion) entlang der Unterschenkelachse – Unterschenkel leicht nach außen drehen (der Fuß ruht auf dem Bein des Therapeuten).

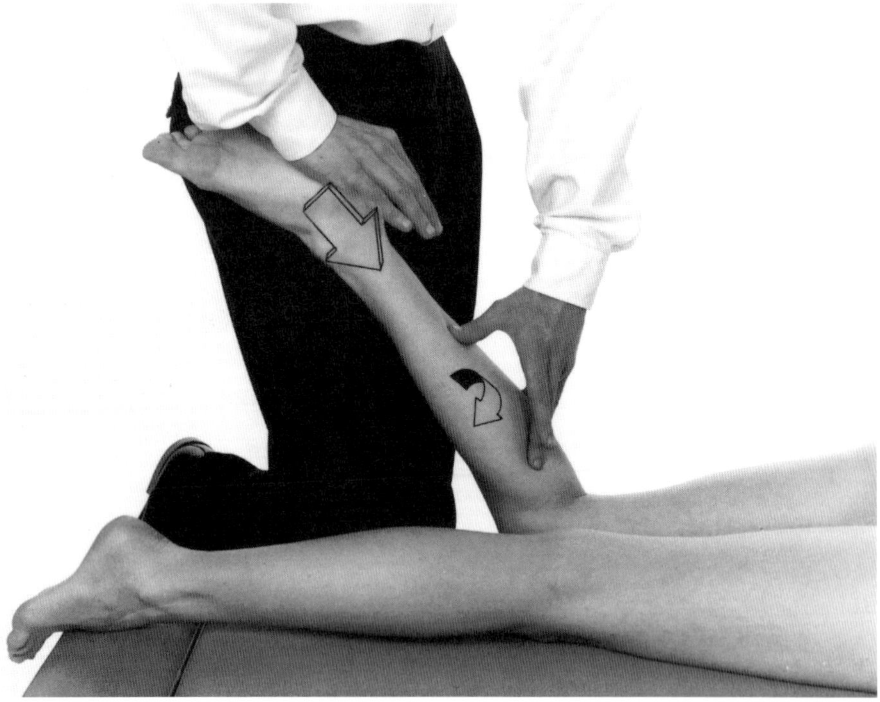

Abb. 33 IKDE Behandlung Tender point einer Knöcheldysfunktion in Extension

► Flexion Knie – Druck auf Calcaneus (Plantarflexion) entlang der Unterschenkelachse – Unterschenkel leicht nach innen drehen (der Fuß ruht auf dem Bein des Therapeuten).

Knöchelgelenk und Fuß

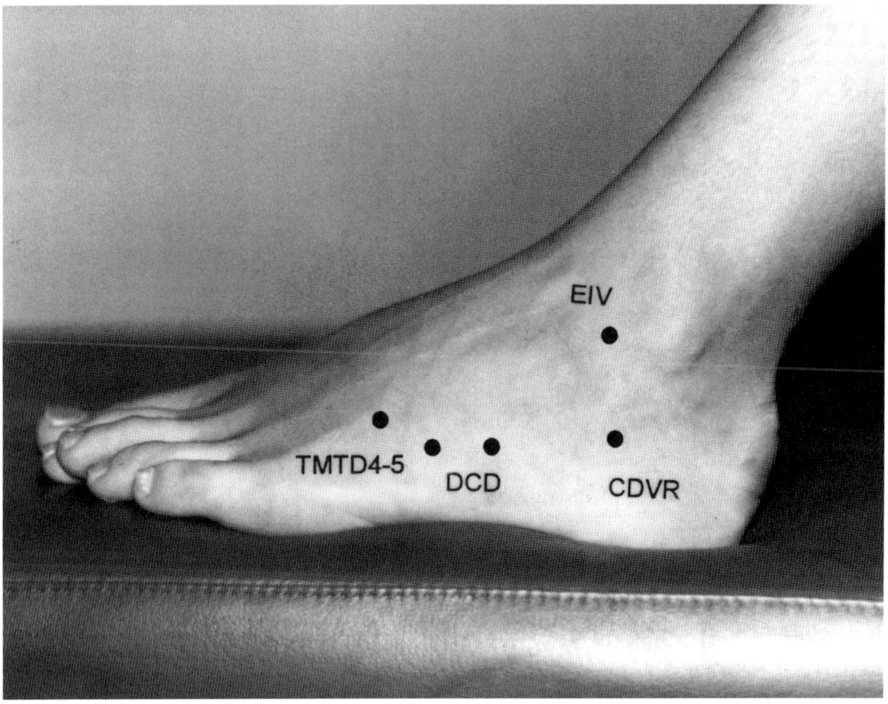

Abb. 34 ► **Lokalisierung** laterale Tender points des Knöchelgelenks und des Fußes.

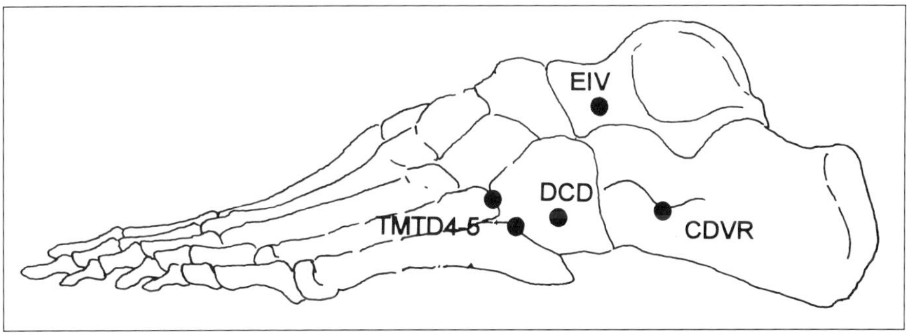

Abb. 35 Schematische Analogie zu Abb. 34
▷ (S. 126,5))

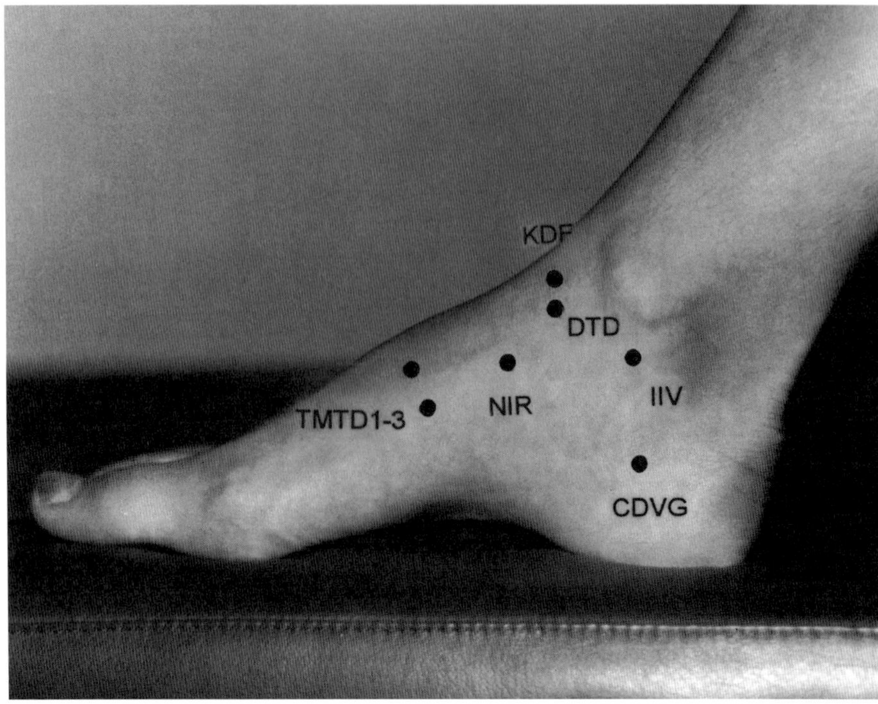

Abb. 36
Lokalisierung mediale Tender points des Knöchelgelenks und des Fußes

Abb. 37 – 39
Schematische Analogie
▷ (S. 126,[1])

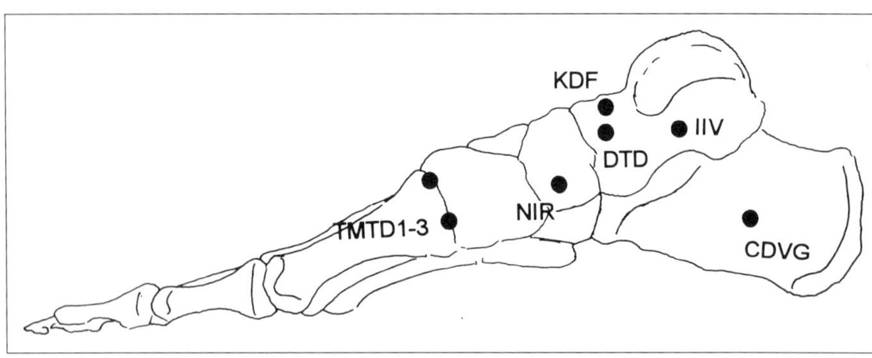

Abb. 37

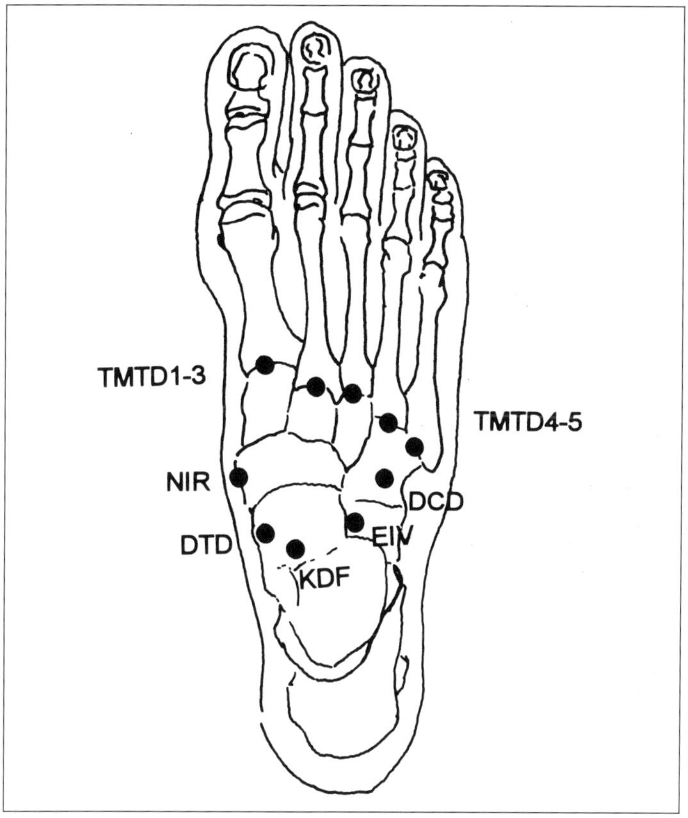

Abb. 38

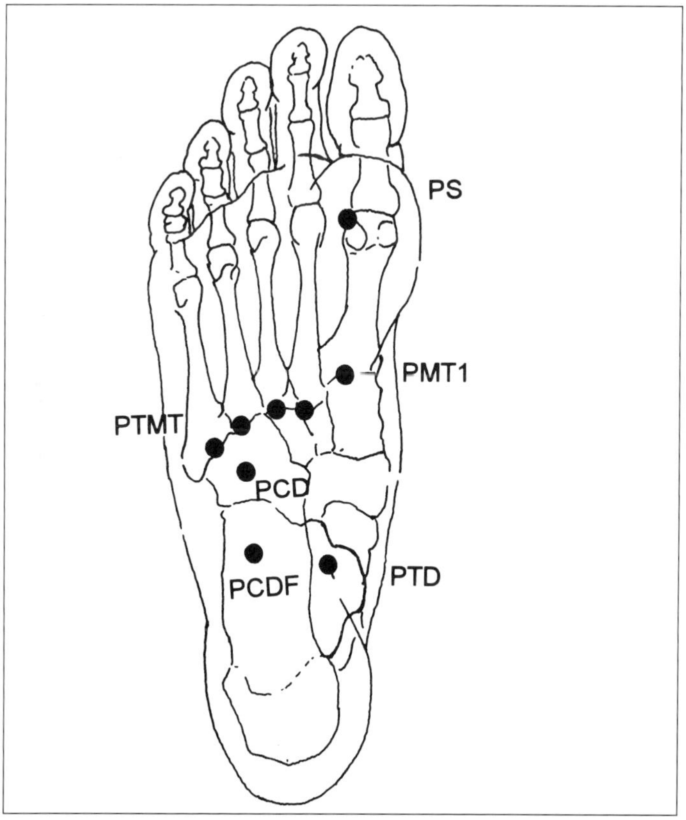

Abb. 39

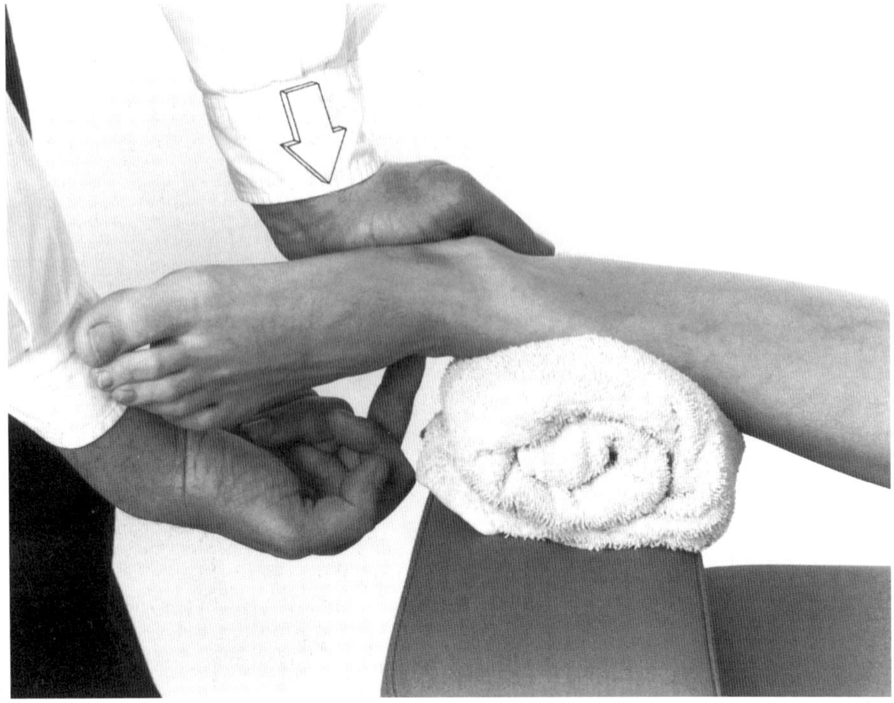

Abb. 40 Behandlung äußerer Tender point einer internen Verstauchung (Inversionstrauma) (EIV)

► Calcaneus kräftig nach lateral drücken.

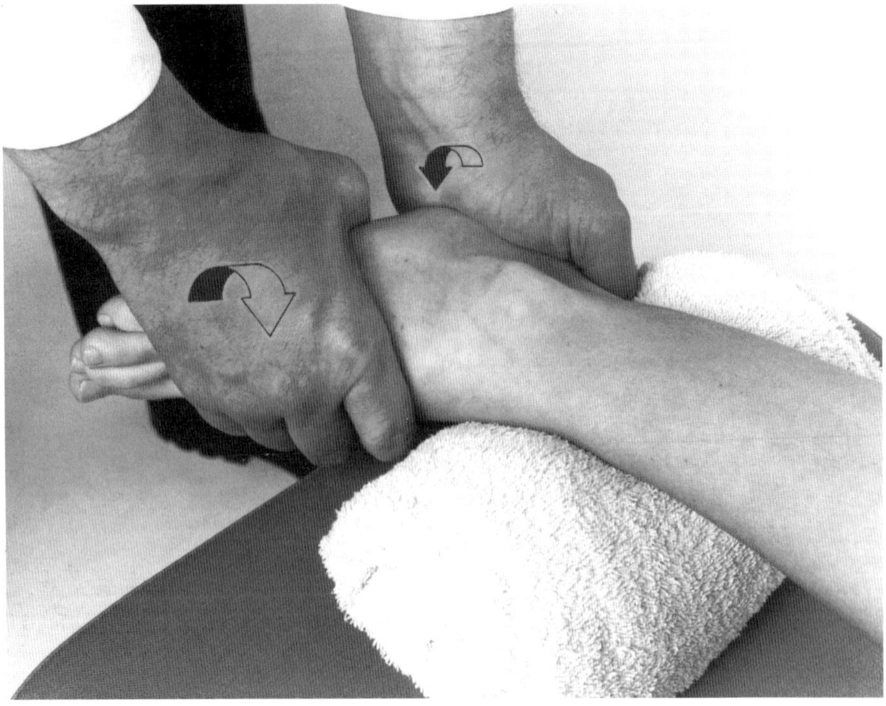

Abb. 41 Behandlung Tender point einer Calcaneusdysfunktion in Varusstellung (CDVR)

► Scherkraft durch sehr kräftigen Druck des Calcaneus nach medial – Vorderfuß kräftig nach innen drehen (Eversion).

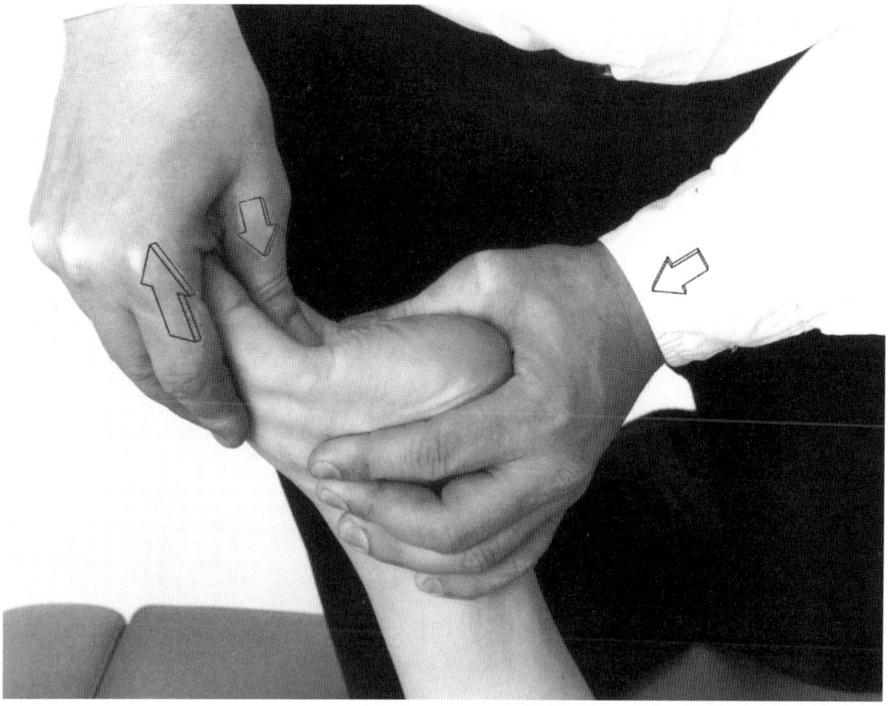

Abb. 42 Behandlung dorsaler Tender point einer Cuboiddysfunktion (DCD)

► Traktion entlang der Vorderfußachse – Daumen von plantar in den Tender point drücken (die Kombination beider Bewegungen ergibt eine Schaukelbewegung).

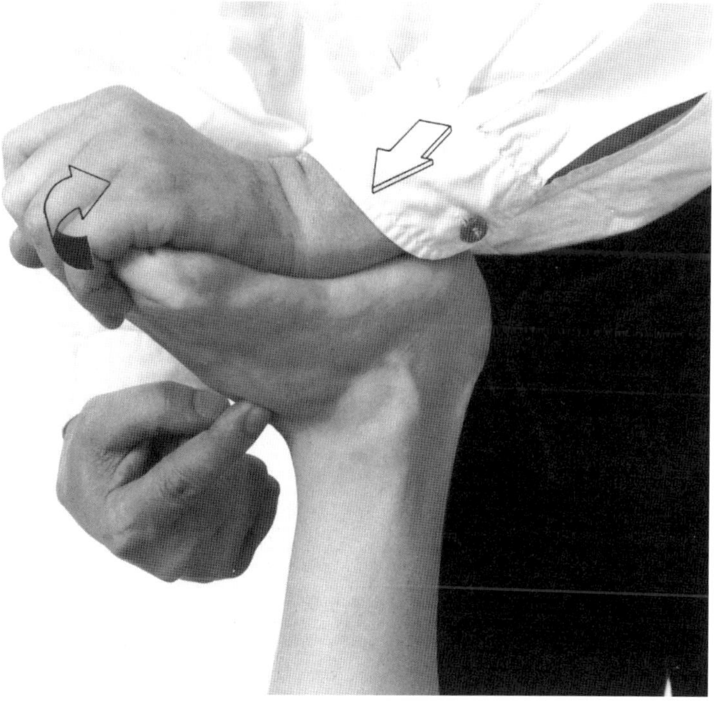

Abb. 43 Behandlung Tender point einer Tarsometatarsaldysfunktion 1–3 (TMTD 1–3)

► Scherkraft durch Traktion auf Vorderfuß und Druck vom Handgelenk.

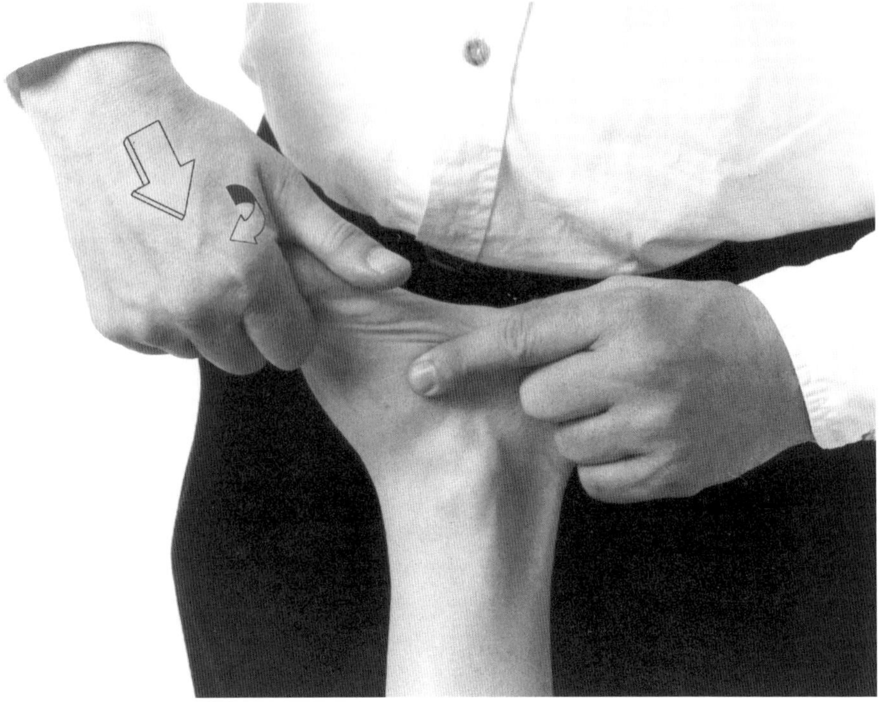

Abb. 44 Behandlung Tender point einer Tarsometatarsaldysfunktion 4–5 (TMTD 4–5)

► Os metatarsale in den Tender point falten und drehen.

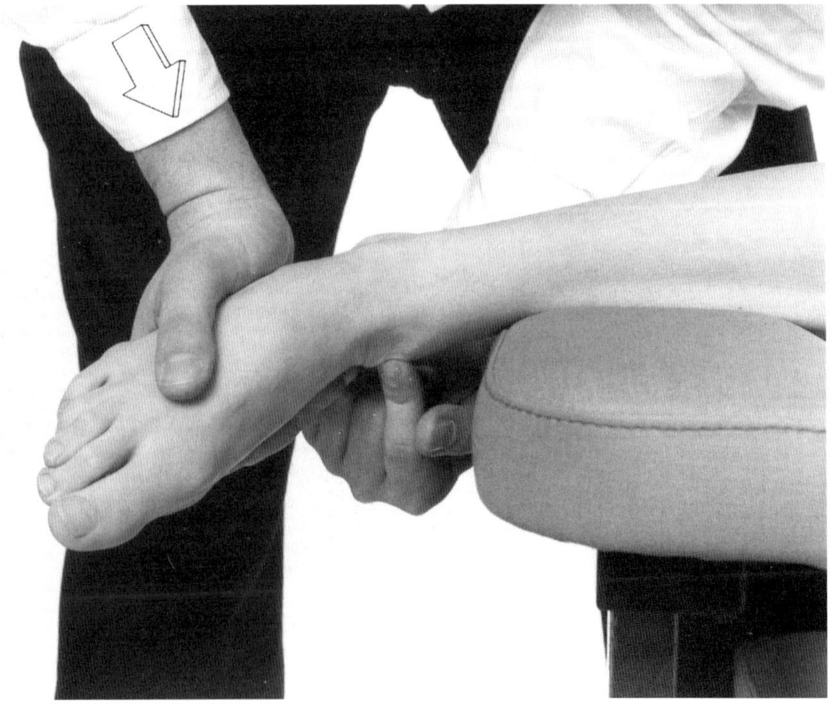

Abb. 45 Behandlung interner Tender point einer internen Verstauchung (IIV)

► Calcaneus kräftig nach medial drücken.

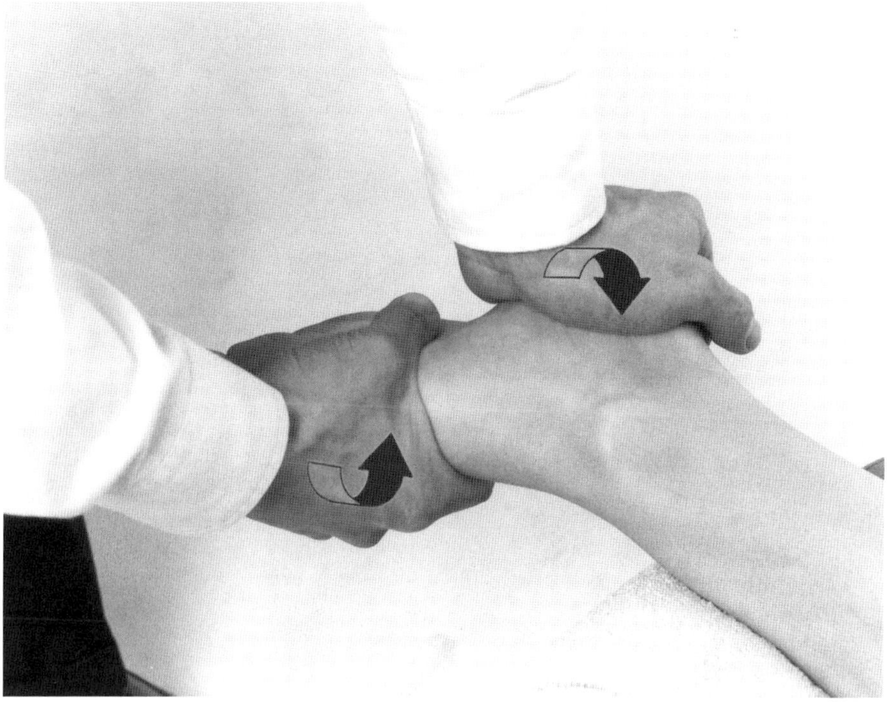

Abb. 46 Behandlung Tender point einer Calcaneusdysfunktion in Valgusstellung (CDVG)

► Scherkraft durch sehr kräftigen Druck des Calcaneus nach lateral – Vorfuß kräftig nach außen drehen (Inversion).

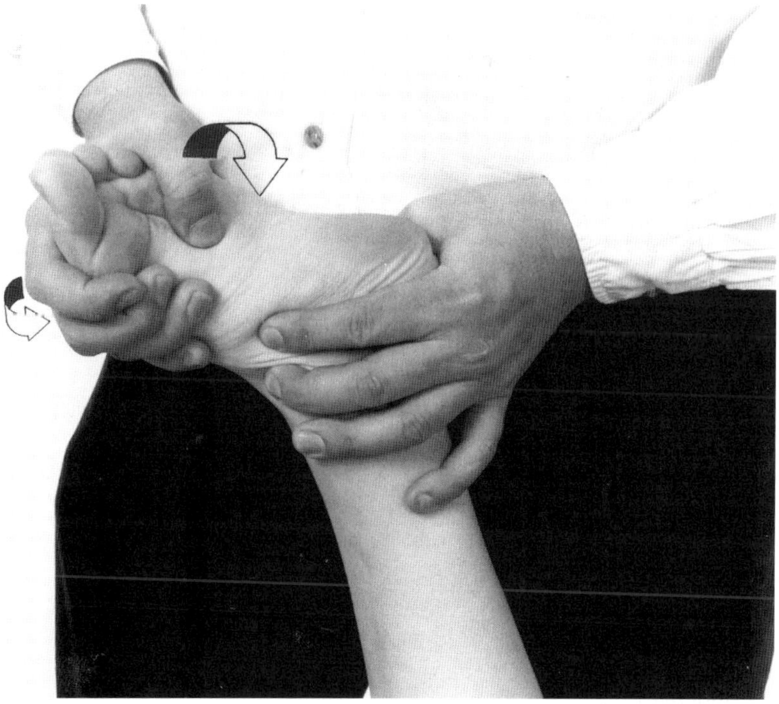

Abb. 47 Behandlung Tender point einer Navikularedysfunktion in Innenrotation (NIR)

► Calcaneus stabilisieren – ganzen Vorfuß nach außen in den Tender point drehen (Eversion).

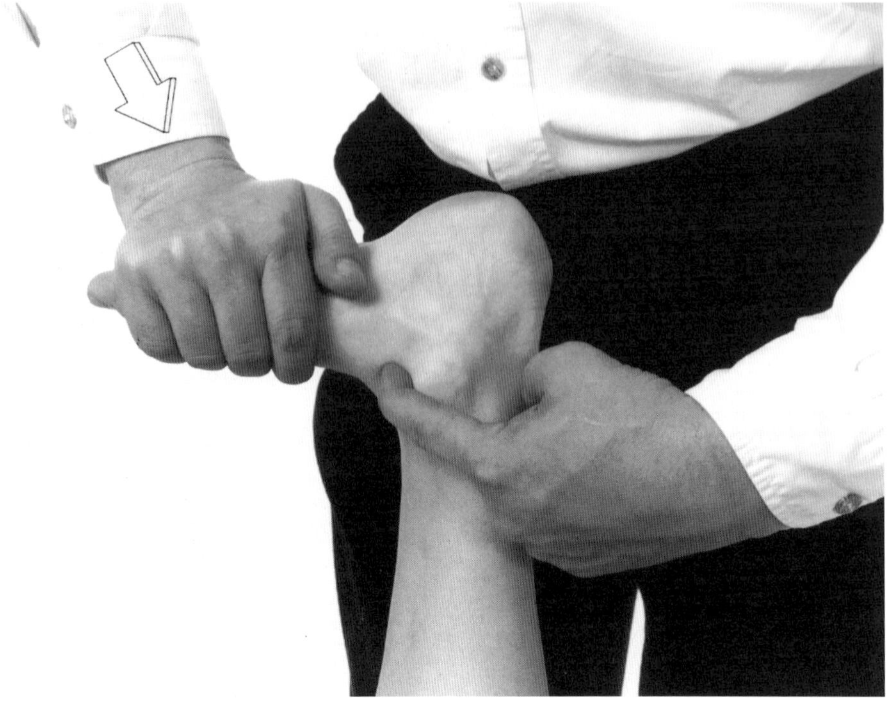

Abb. 48 Behandlung Tender point einer Knöcheldysfunktion in Flexion (KDF)

► Extremer Druck auf die Plantarseite des Vorfußes.

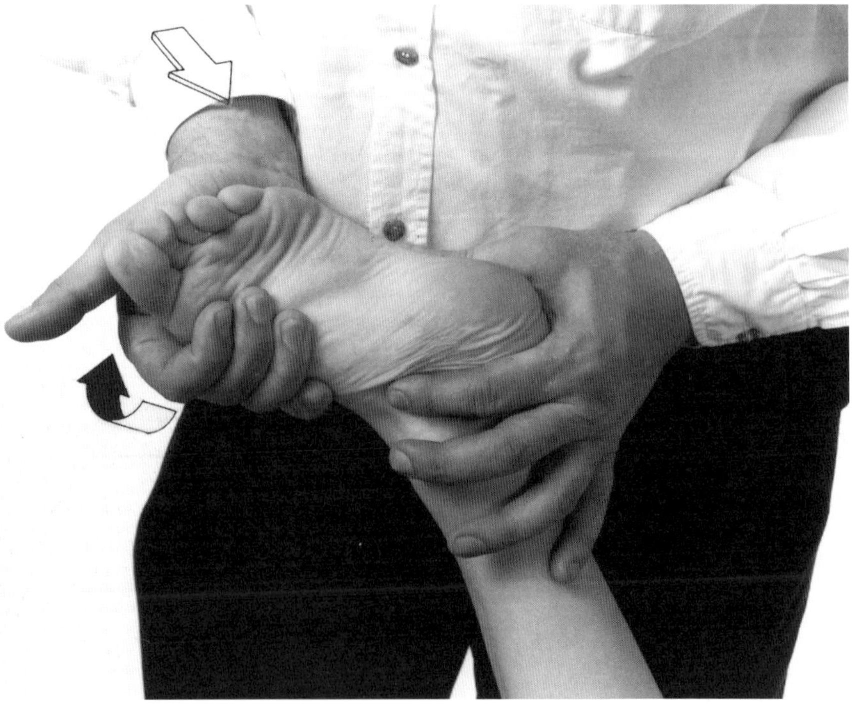

Abb. 49 Behandlung Tender point einer dorsalen Talusdysfunktion (DTD)

► Fuß kräftig nach außen drehen (Inversion – Vorfuß zum Tender point drehen).

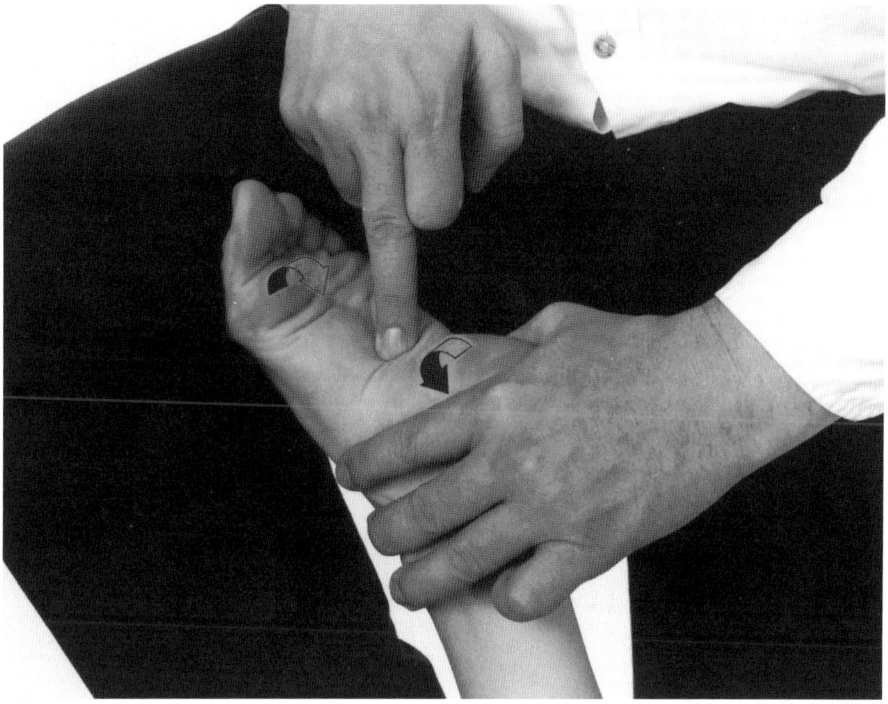

Abb. 50 Behandlung plantarer Tender point einer Calcaneusdysfunktion in Flexion (PCDF)

► Calcaneus und Vorfuß in den Tender point falten.

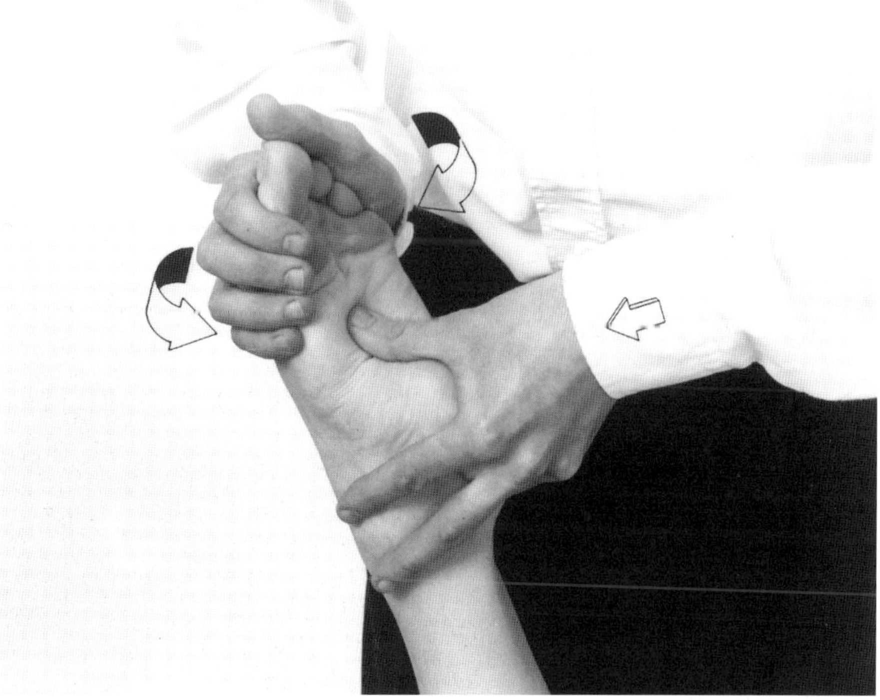

Abb. 51 Behandlung Tender point einer plantaren Talusdysfunktion (PTD)

► Calcaneus und Vorfuß in den Tender point falten – Vorfuß nach außen drehen (Inversion).

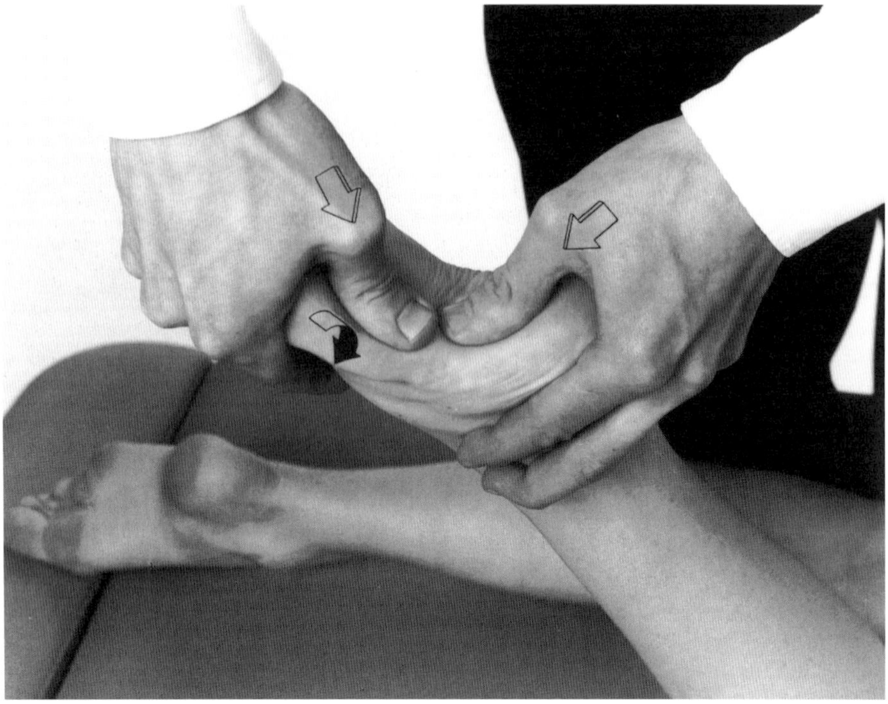

Abb. 52 Behandlung plantarer Tender point einer Cuboid-dysfunktion (PCD)

► „Falten“ von Calcaneus und Vorfuß – starke Kompression entlang der Vorfußachse – Vorfuß nach innen drehen (Inversion).

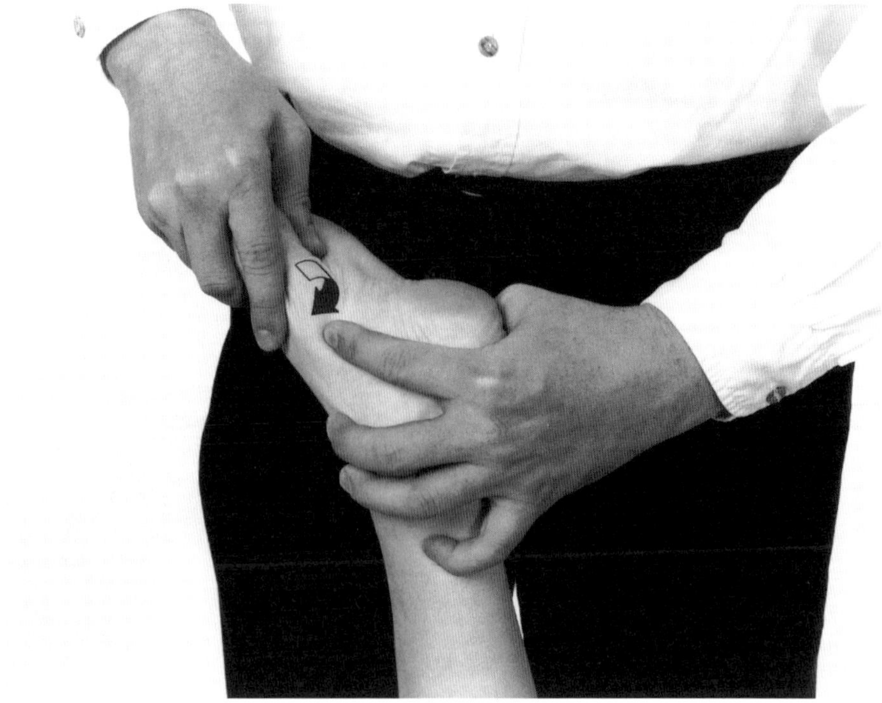

Abb. 53 Behandlung plantarer Tender point des ersten Metatarsal-gelenkes (PMT1)

► Metatarsalgelenk nach innen drehen.

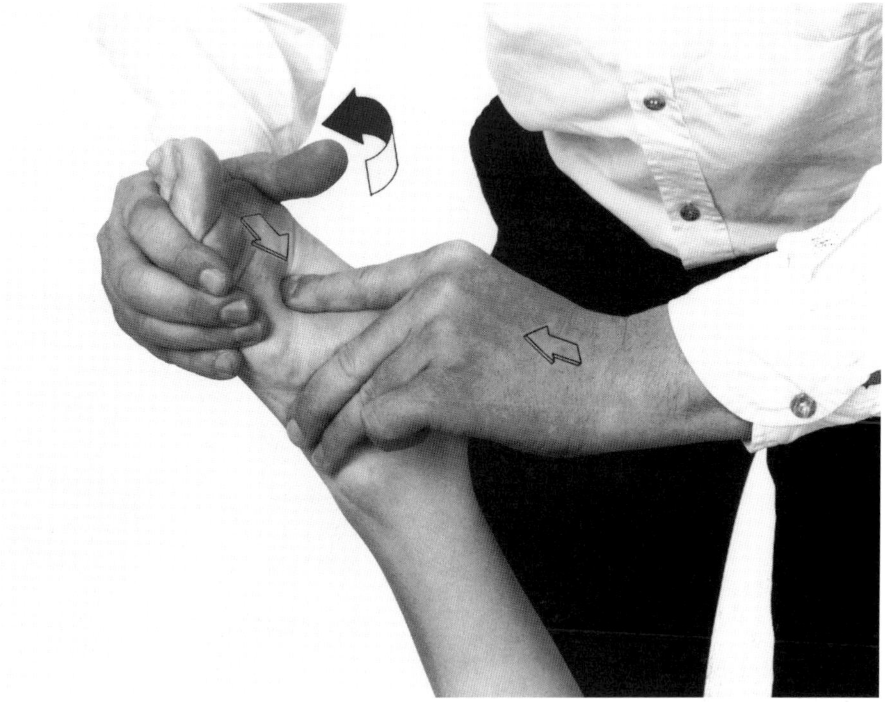

Abb. 54 Behandlung plantarer Tender point einer Tarsometatarsaldysfunktion (PTMT)

► Calcaneus und Vorfuß in den Tender point falten – Vorfuß leicht nach außen drehen (Eversion).

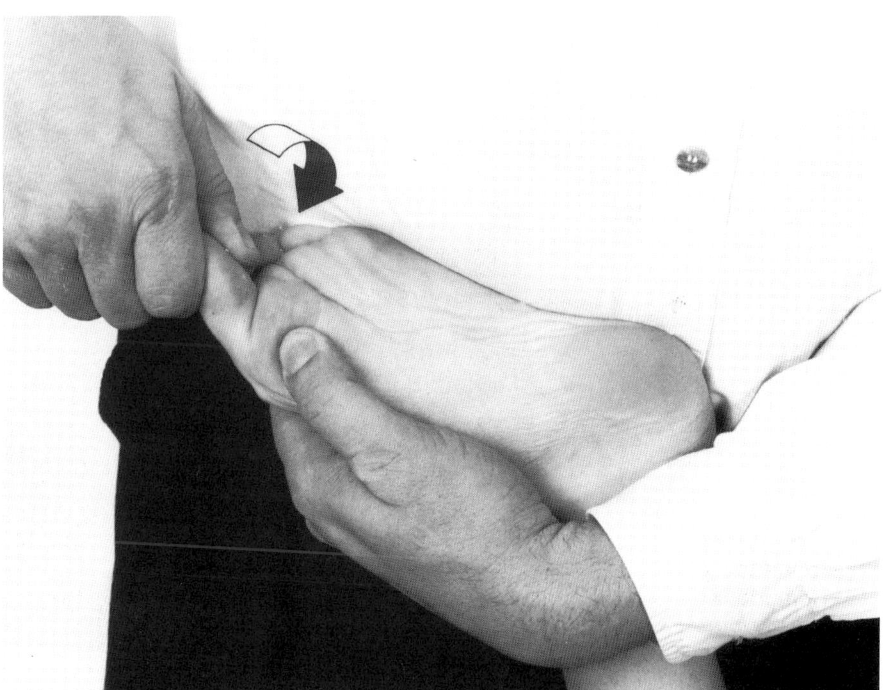

Abb. 55 Behandlung plantarer Tender point des Sesambeins (PS)

► Metatarsale 1 nach medial und innen drehen.

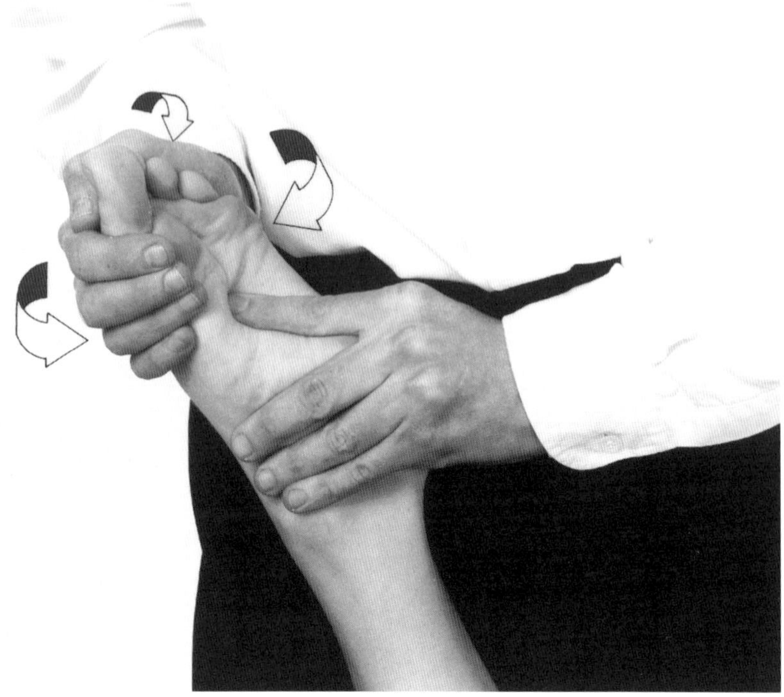

Abb. 56 Behandlung Hammerzehe

► Totales Falten des Vorfußes.

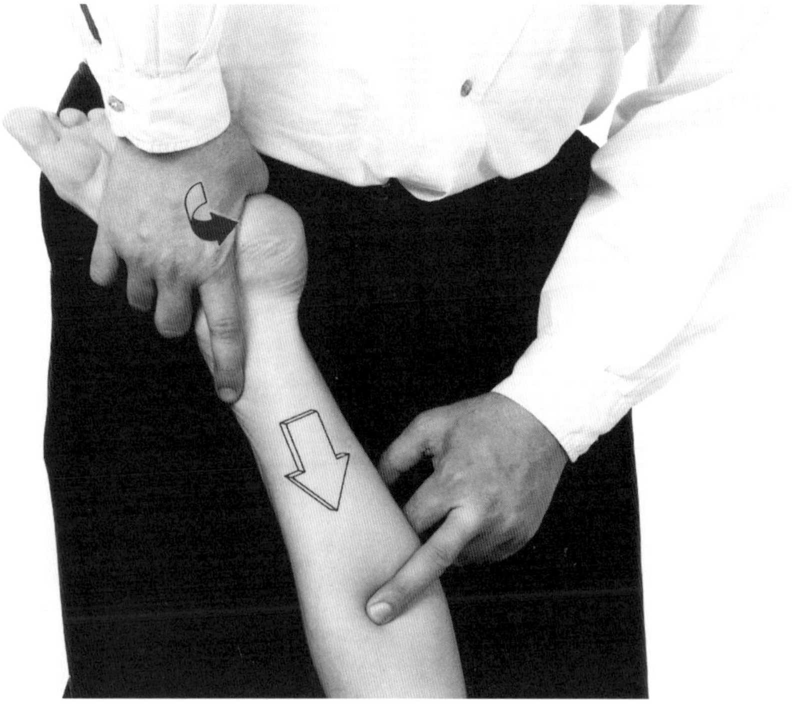

Abb. 57 Behandlung medialer Tender point einer Calcaneus-dysfunktion in Flexion (MCDF)

► Leichte Flexion Knie – Kompression entlang der Unterschenkelachse – Ferse nach außen drehen (Inversion) – Fuß ruht auf dem Oberschenkel des Therapeuten. **Lokalisierung** Tender point (s. S. 40).

Obere Extremität

Schultergelenk

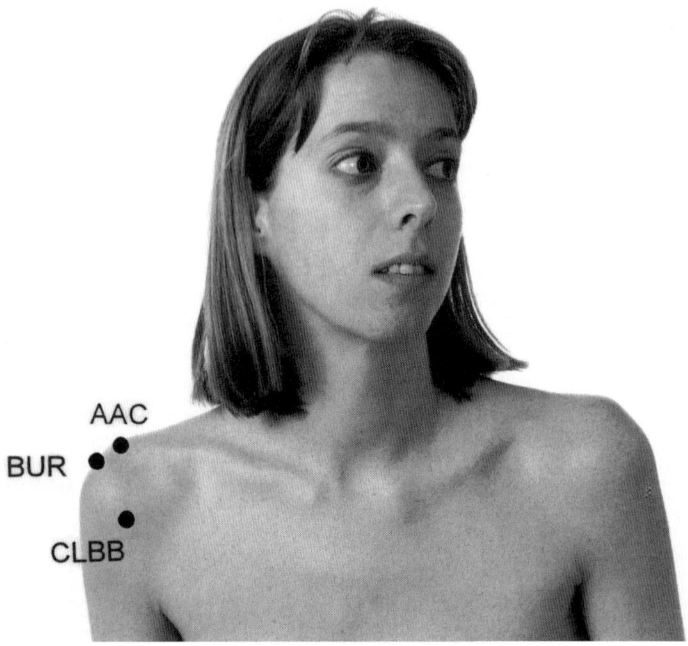

Abb. 58
Lokalisierung Tender points des Schultergelenks

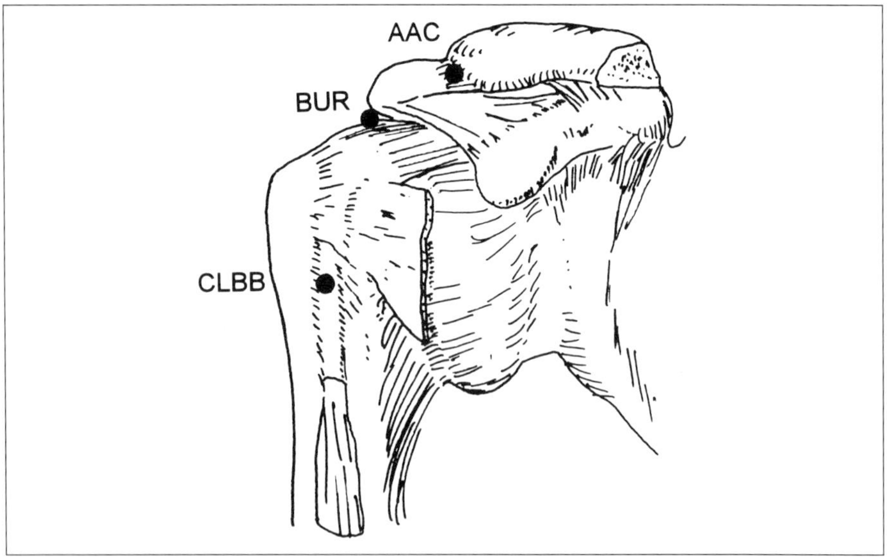

Abb. 59
Schematische Analogie zu Abb. 58
▷ (S. 126,[1])

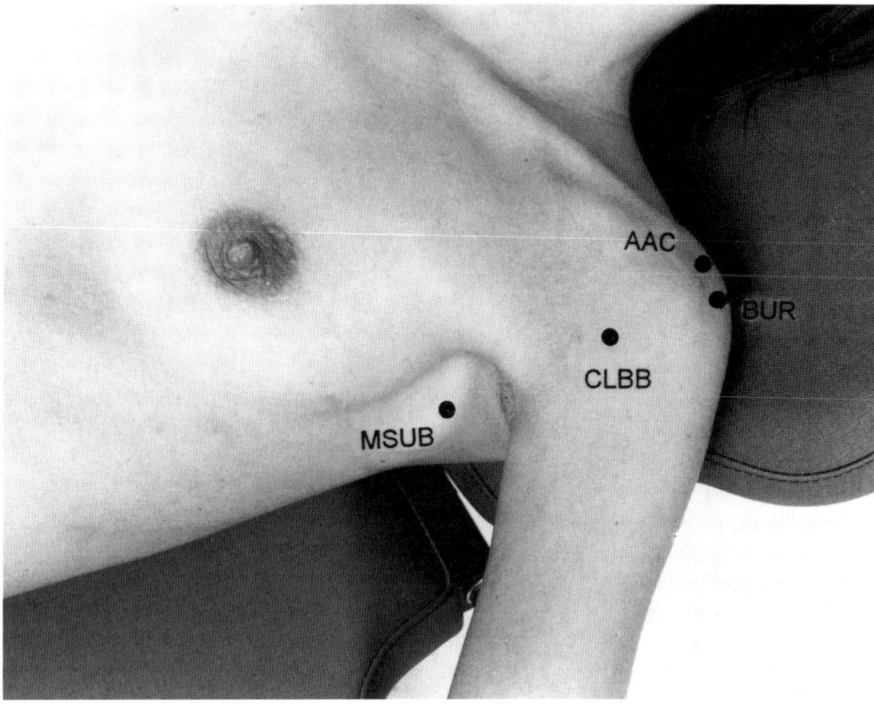

Abb. 60 Lokalisierung Tender points am Schultergelenk und in der Achselhöhle

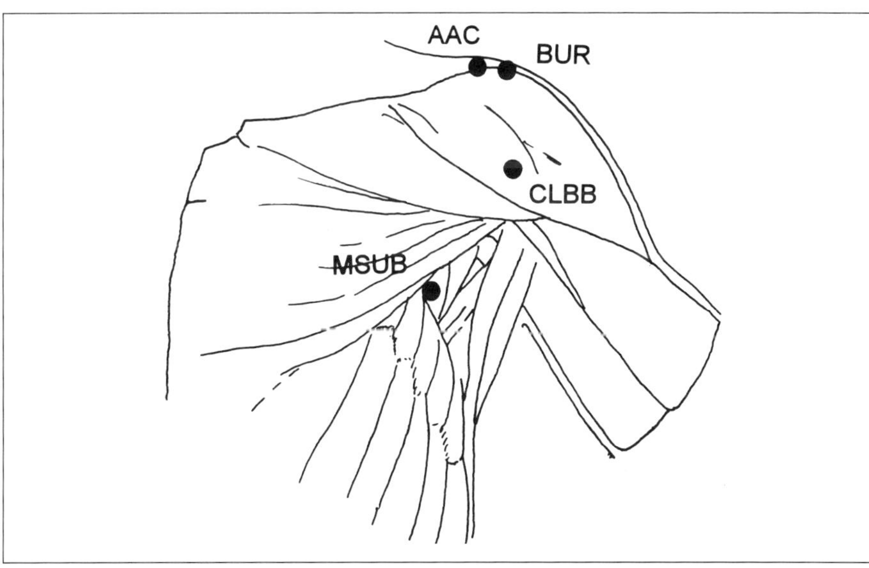

Abb. 61 Schematische Analogie zu Abb. 60
▷ (S. 126,[4])

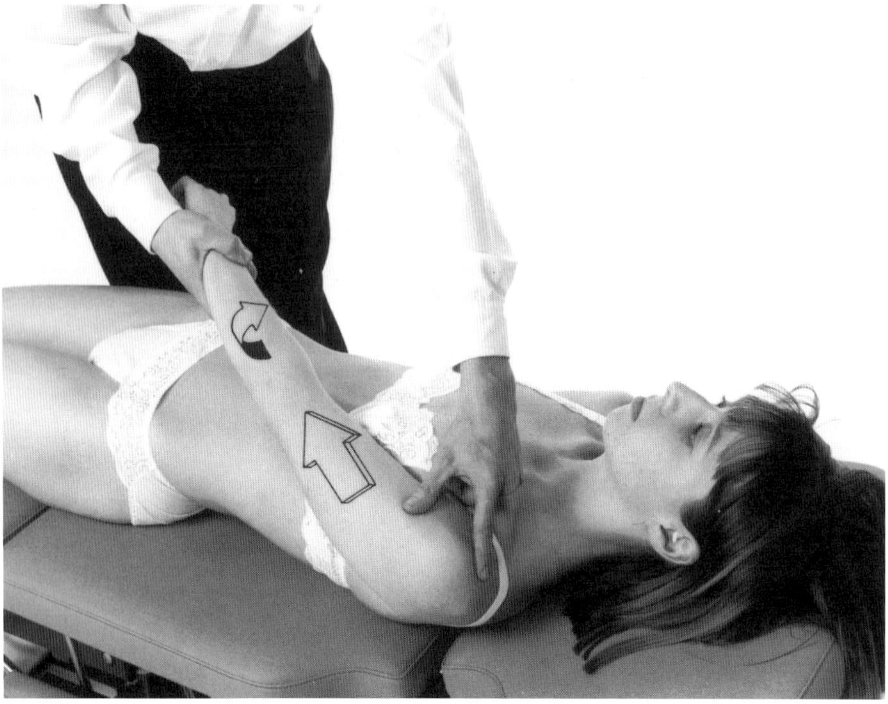

Abb. 62 Behandlung anteriorer Tender point des Akromioklavikulargelenkes (AAC)

► Arm schräg vor dem Körper gekreuzt – Traktion – Arm leicht nach innen drehen.

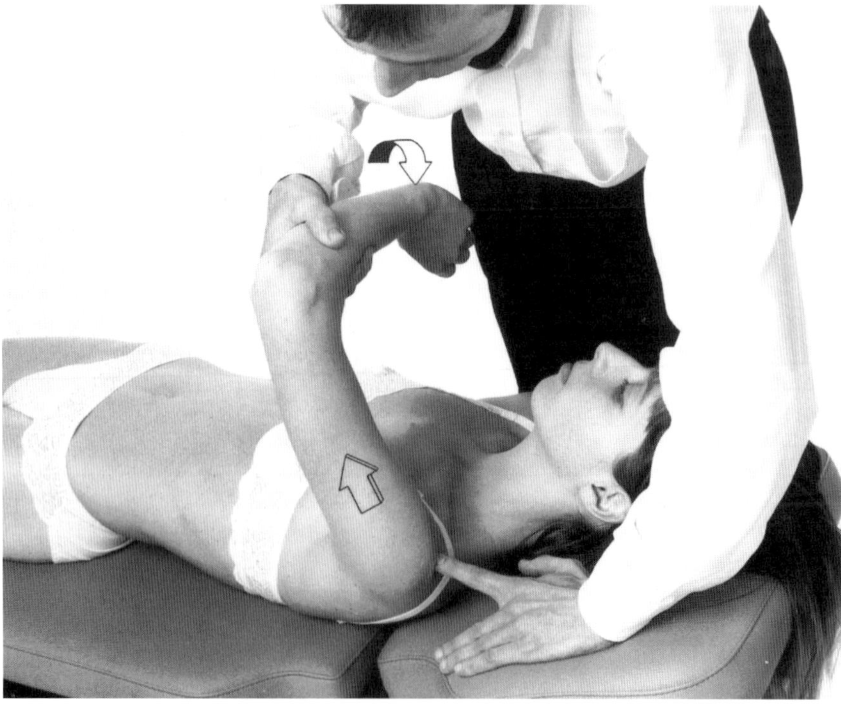

Abb. 63 Behandlungsvariante anteriorer Tender point des Akromioklavikulargelenkes (AAC)

► Anteroversion im Schultergelenk – Traktion entlang der Achse.

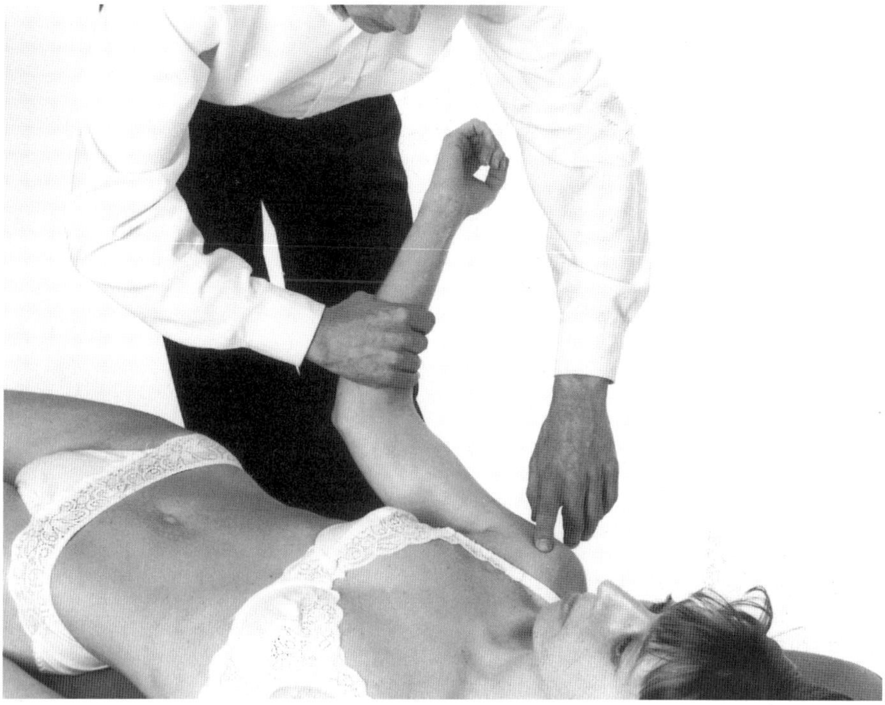

Abb. 64 Lokalisierung Tender point der Sehne des Caput longum m. biceps brachii (CLBB)

► Flexion Ellbogengelenk – Unterarm nach außen drehen.

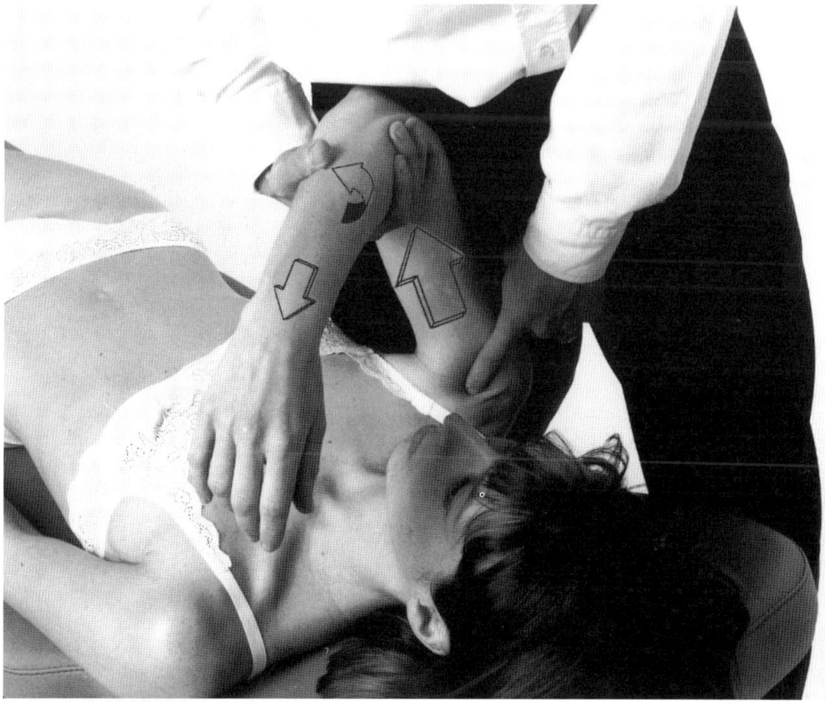

Abb. 65 Behandlung Tender point des Caput longum m. biceps brachii (CLBB)

► Anteroversion im Schultergelenk – Oberarm nach medial – Unterarm maximal nach außen drehen.

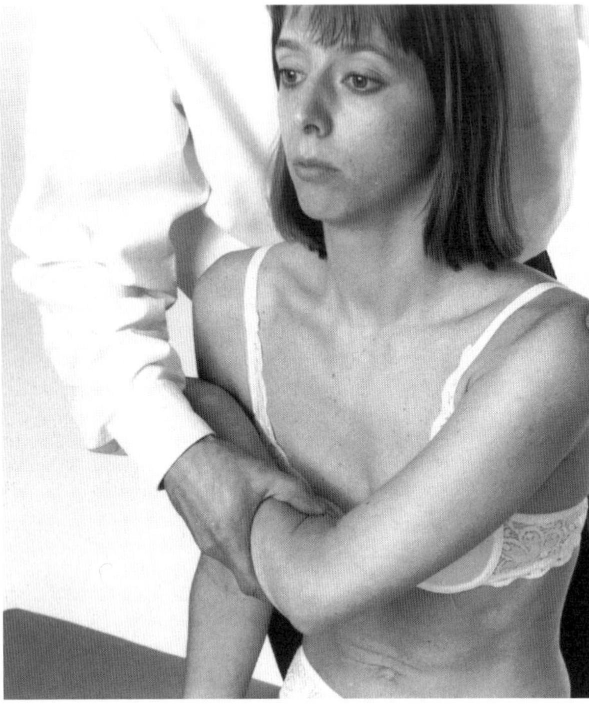

Abb. 66 Lokalisierung Tender point der Bursa subacromialis (BUR)

► Oberarm leicht vor dem Körper gekreuzt – Flexion Ellbogen – Unterarm nach innen drehen.

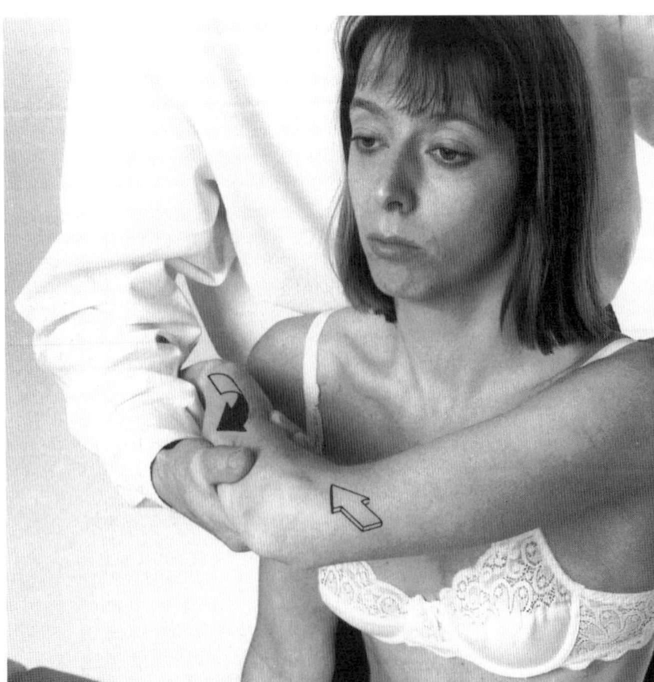

Abb. 67 Behandlung Tender point der Bursa subacromialis (BUR)

► Flexion Schultergelenk – Oberarm nach medial – Unterarm stark nach innen drehen.

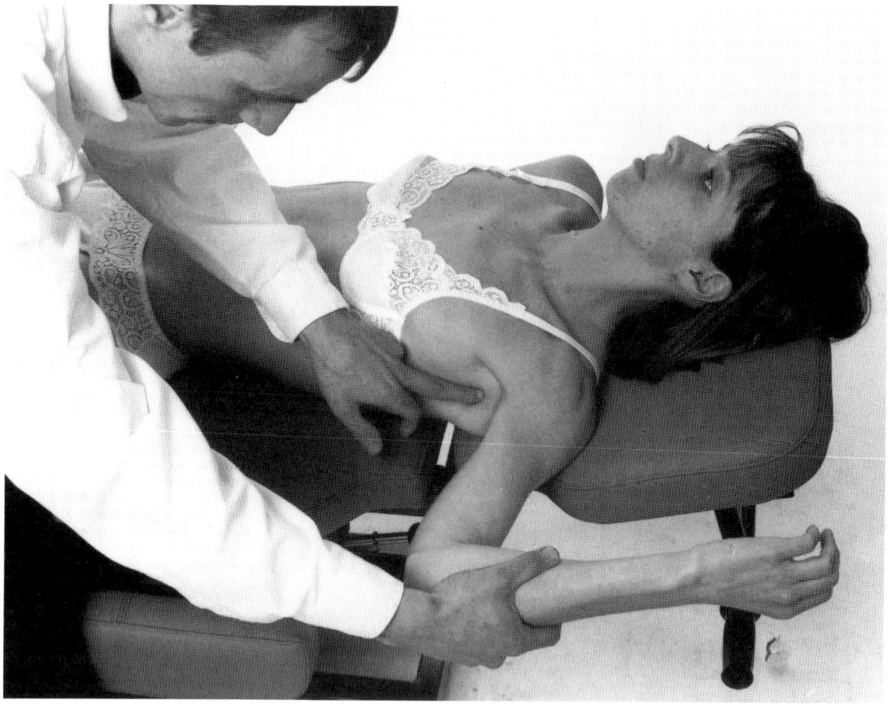

Abb. 68 Lokalisierung Tender point des Musculus subscapularis (MSUB)

► Oberarm 90° abduzieren – Oberarm nach außen drehen (einfachere Palpation).

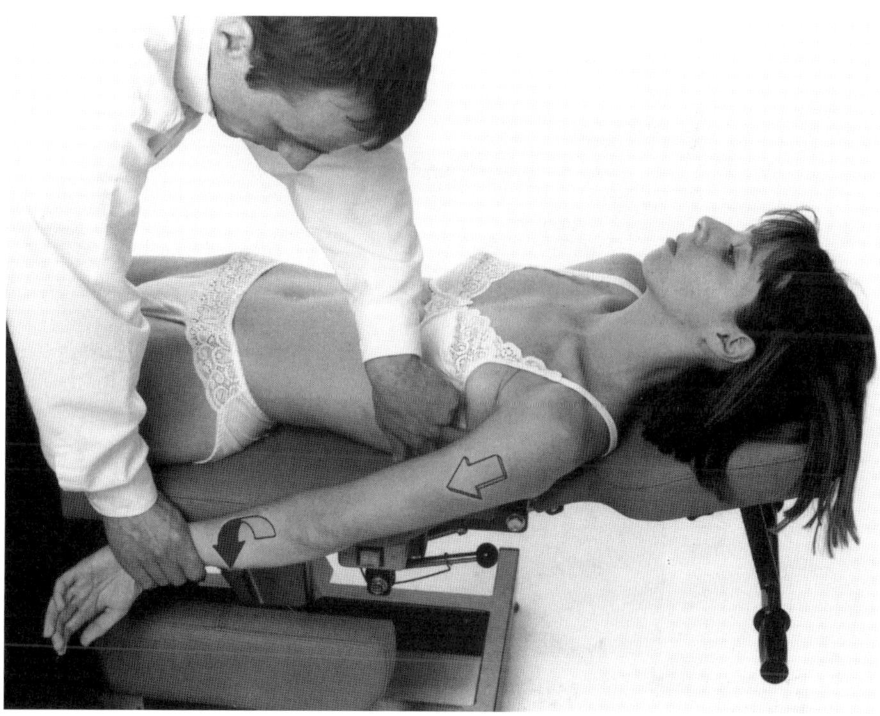

Abb. 69 Behandlung Tender point des Musculus subscapularis (MSUB)

► Oberarm leicht abduzieren (45°) und nach innen drehen – Traktion entlang der Achse.

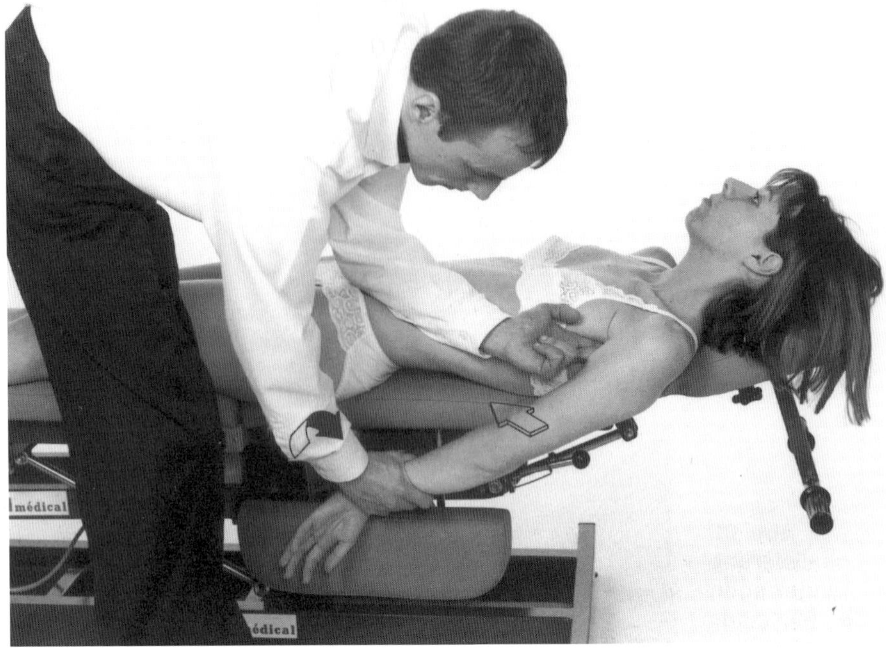

Abb. 70 Behandlung Tender point des Musculus latissimus dorsi (MLD)

► Retroversion Schultergelenk – Oberarm relativ nach medial – Arm nach innen drehen.

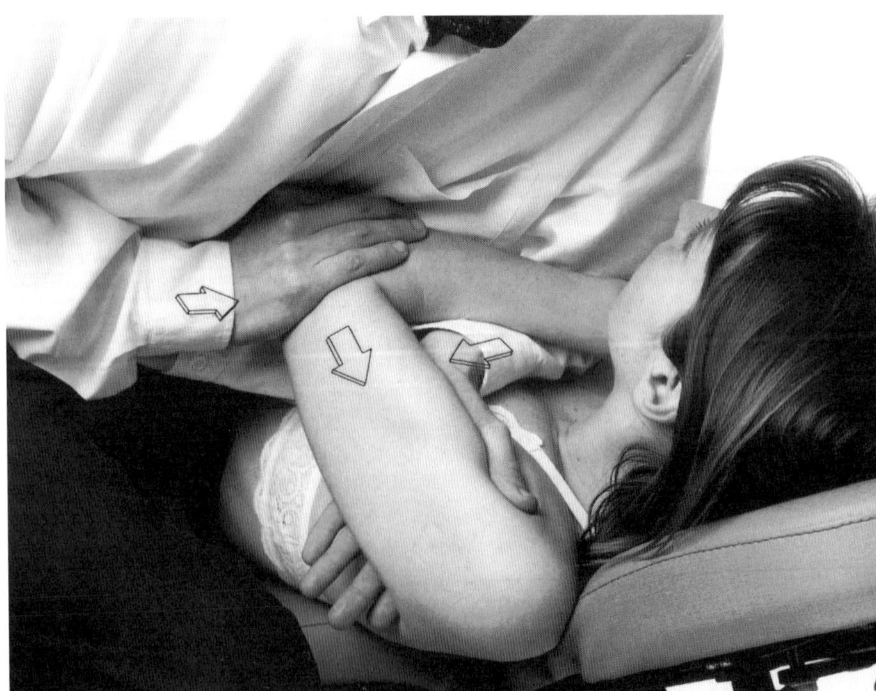

Abb. 71 Behandlung einer Frozen Shoulder

► Therapeut sucht eine solide Stütze in der Achselhöhle mit Druck nach lateral – Anteroversion Schultergelenk – Oberarm nach medial drücken – Kompression entlang der Achse durch Druck auf den Ellbogen. Behandlung wiederholen, dabei stets die Grenzen der Einschränkung respektieren (= progressiv vorgehen).

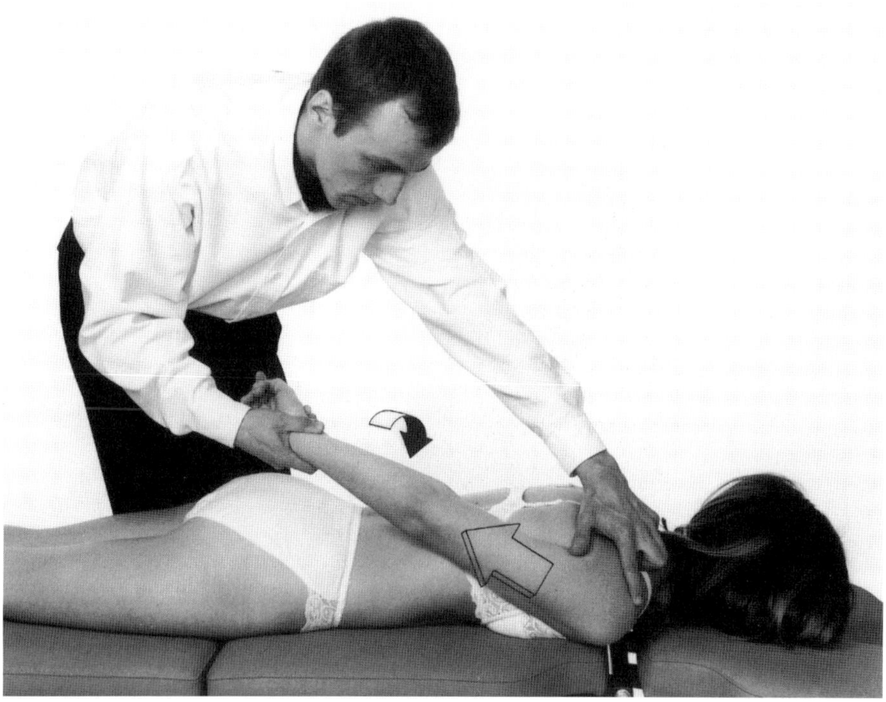

Abb. 72 Behandlung posteriorer Tender point des Akromio-klavikular-gelenkes (PAC)

► Retroversion im Schultergelenk – Oberarm nach medial – Traktion entlang der Achse (fasziale Feineinstellung durch Tendenz zur Außenrotation).

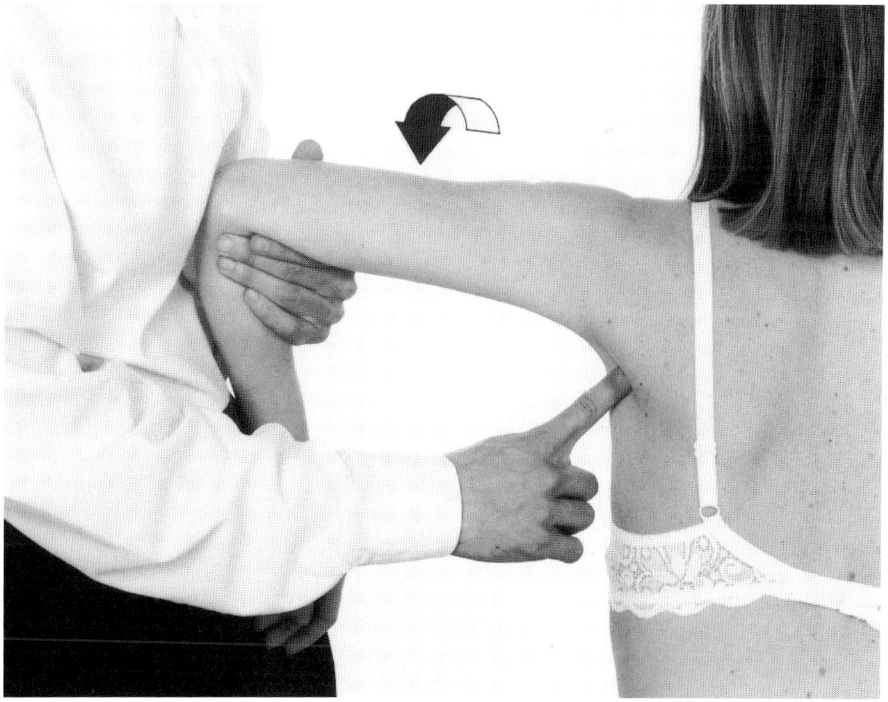

Abb. 73 Behandlung Tender point des Musculus teres major (MTM)

► Oberarm nach lateral und stark nach innen drehen.

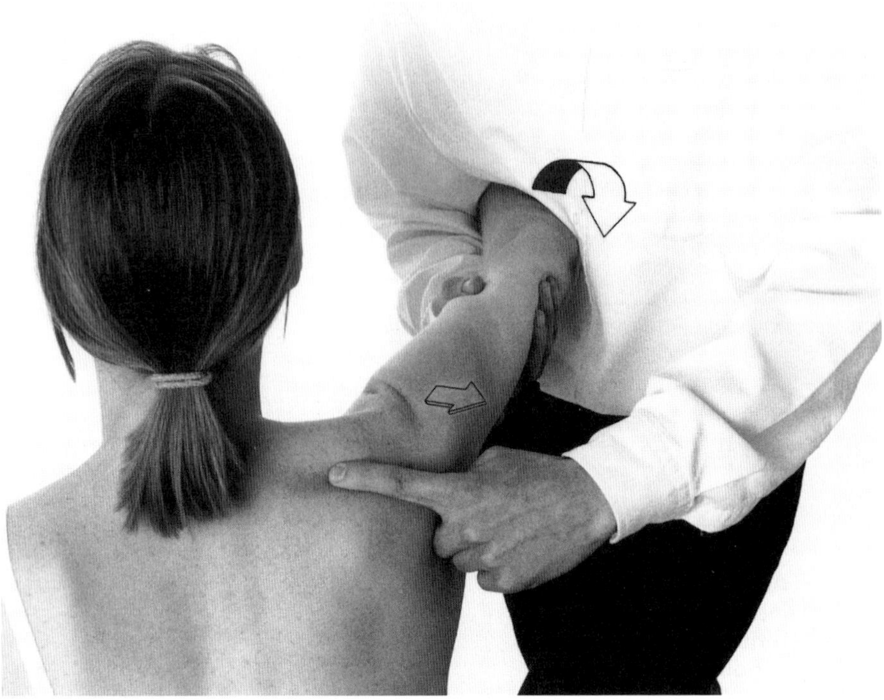

Abb. 74 Behandlung Tender point des Musculus supraspinatus (MSP)

► Anteroversion im Schultergelenk um 90° – leichte Dekompression des Schultergelenks – Oberarm nach außen drehen.

Ellbogen

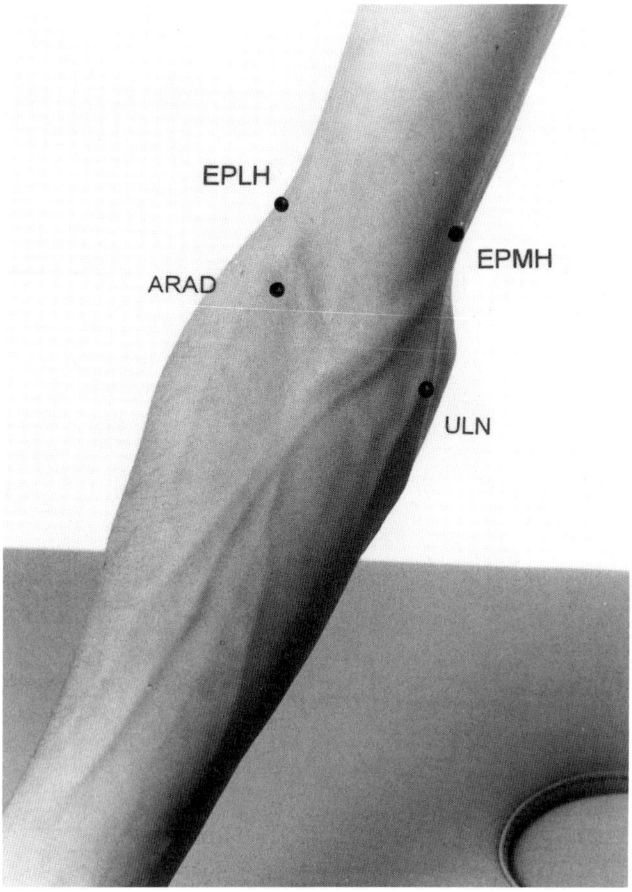

Abb. 75 Lokalisierung Tender points im Ellbogenbereich

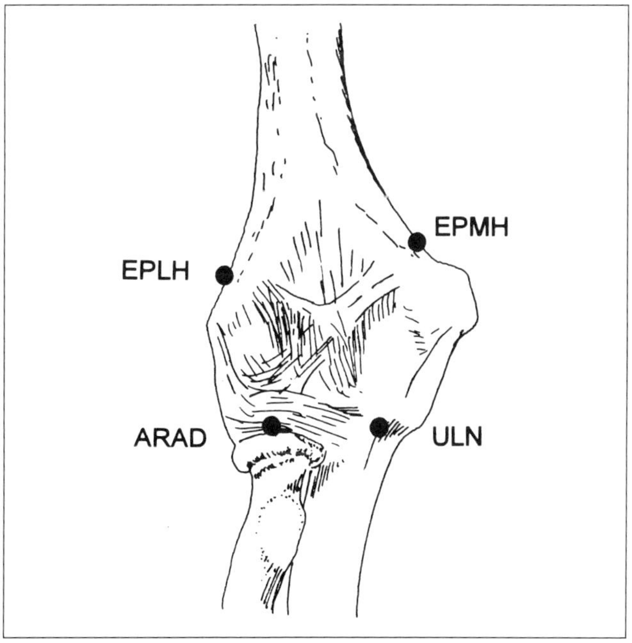

Abb. 76 Schematische Analogie zu Abb. 75
▷ (S. 126,[1])

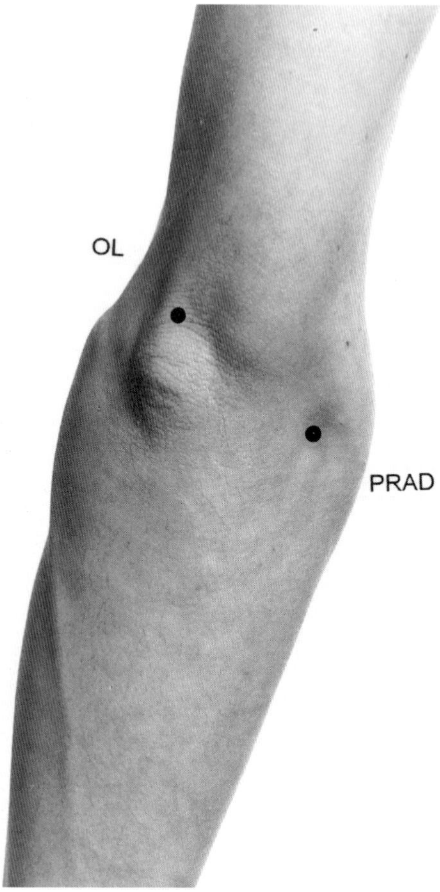

Abb. 77
Lokalisierung Tender points im Ellbogenbereich

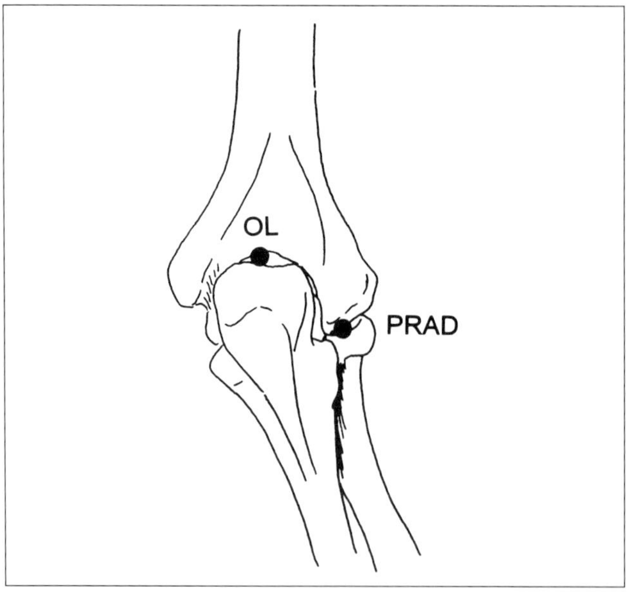

Abb. 78
Schematische Analogie zu Abb. 77
▷ (S. 126,[6])

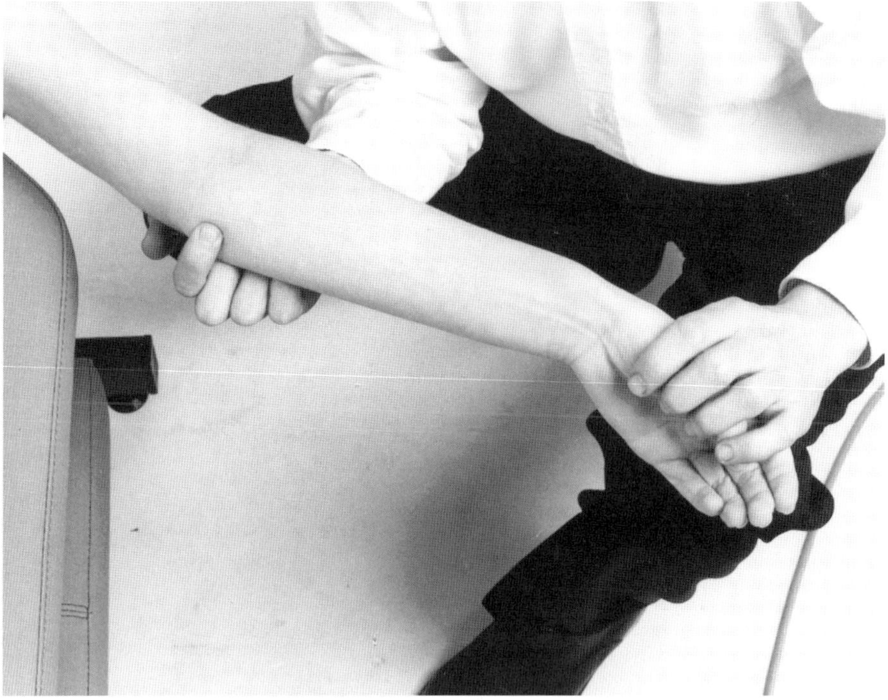

Abb. 79
Lokalisierung
Tender point
der Ulna (ULN)

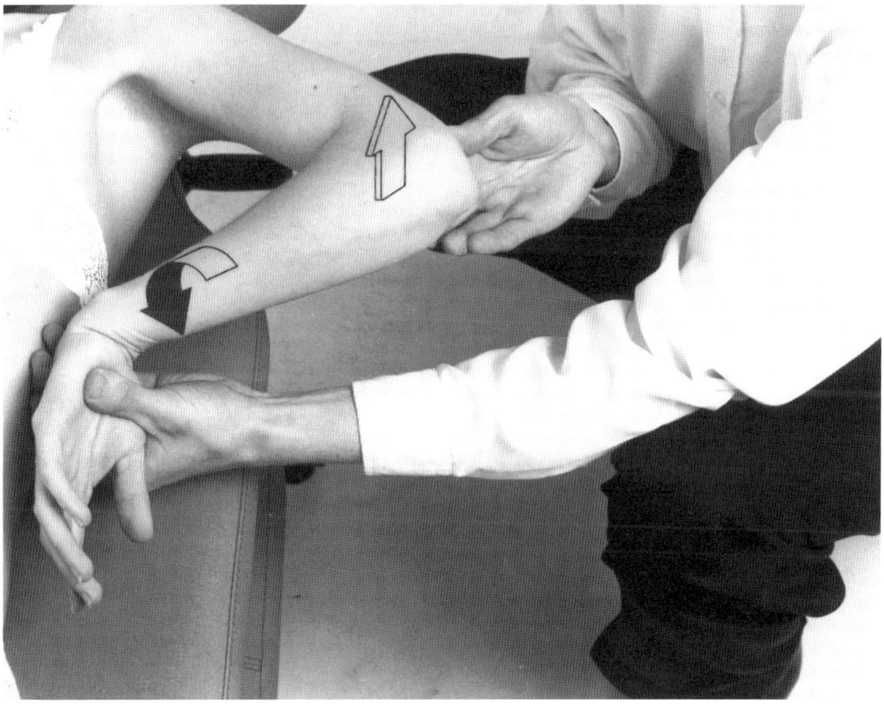

Abb. 80
Behandlung
Tender point
der Ulna (ULN)

► Oberarm nach lateral – Flexion Ellbogen – Dorsalseite der Hand gegen laterale Thoraxseite – Unterarm nach innen drehen – Ellbogen nach ventral.

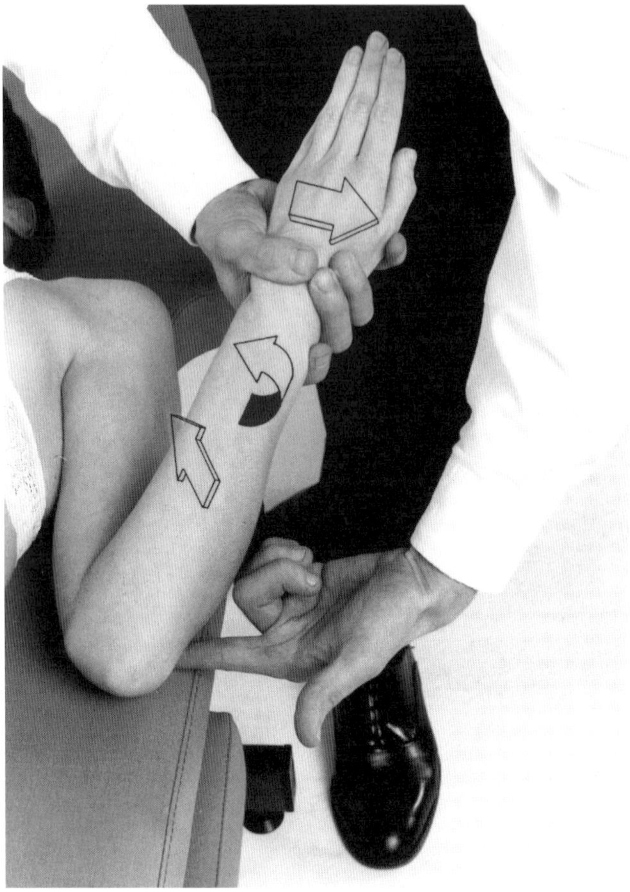

Abb. 81 Behandlung Tender point des Epicondylus lateralis humeri (EPLH)

► Extreme Flexion des Ellbogens – Unterarm nach lateral (Fixierung des Ellbogens) – Unterarm extrem nach außen drehen.

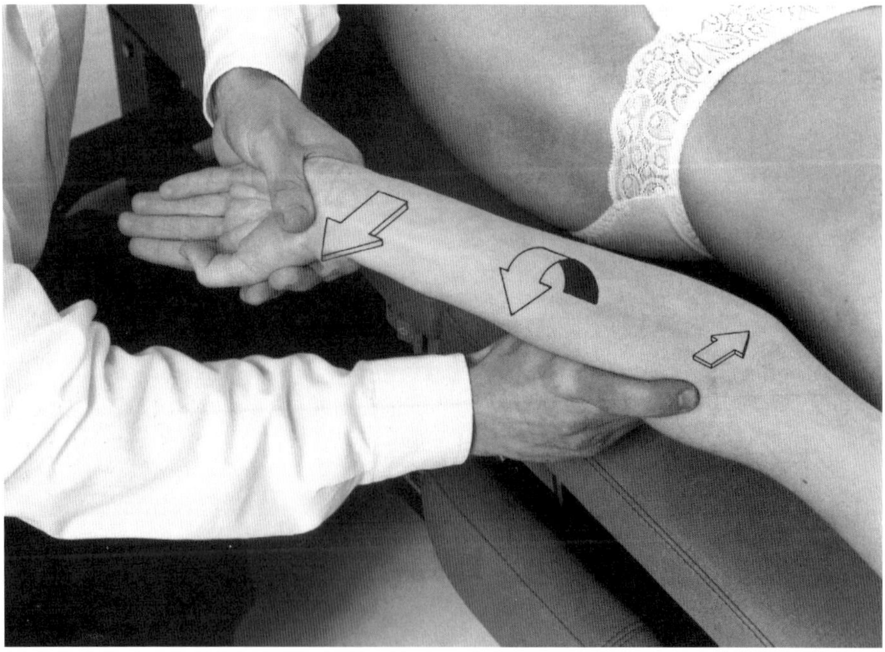

Abb. 82 Behandlung anteriorer Tender point des Caput radii (ARAD)

► Oberarm nach außen drehen – Extension Ellbogen – Fixieren vom Handgelenk und Ellbogen nach medial drücken – Unterarm extrem nach außen drehen.

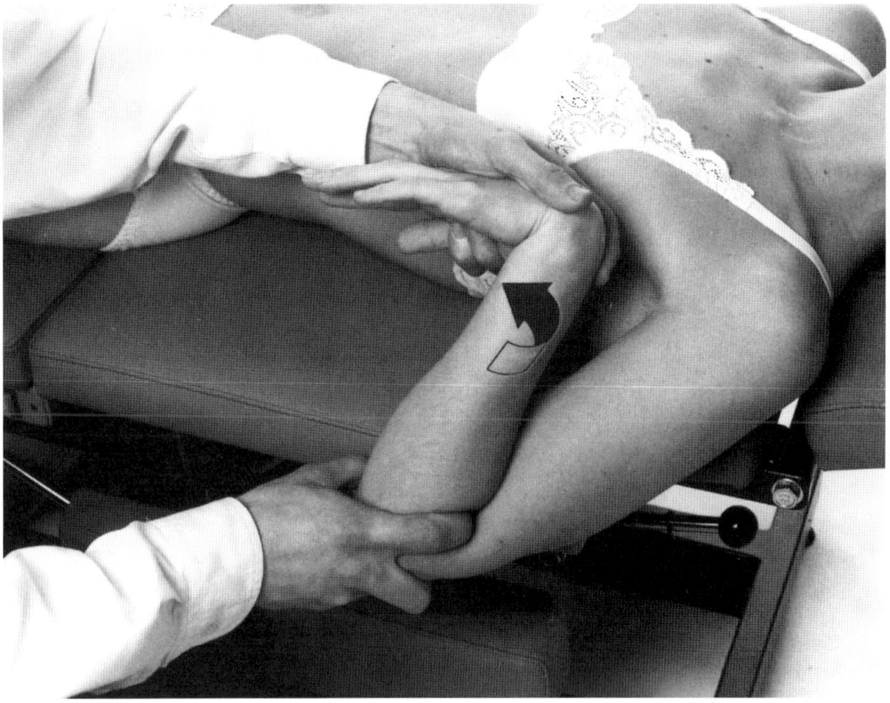

Abb. 83 Behandlungsvariante anteriorer Tender point des Caput radii (ARAD)

► Oberarm nach lateral – Flexion Ellbogen – Unterarm nach innen drehen.

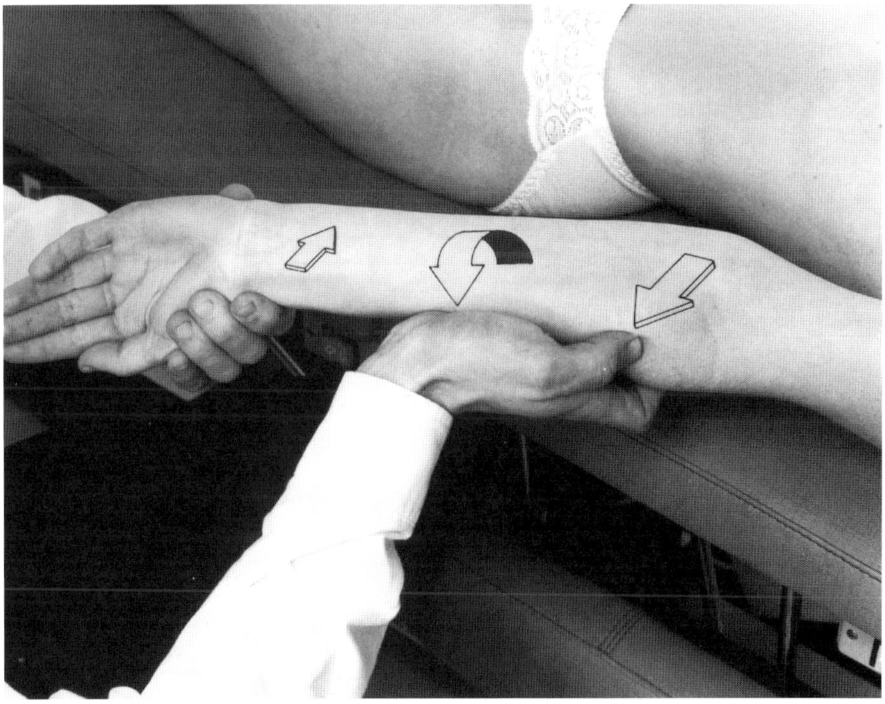

Abb. 84 Behandlung posteriorer Tender point des Caput radii (PRAD)

► Oberarm nach lateral und nach außen drehen – Extension Ellbogen – Ellbogen nach lateral (im Handgelenk fixieren) – Unterarm nach außen drehen.

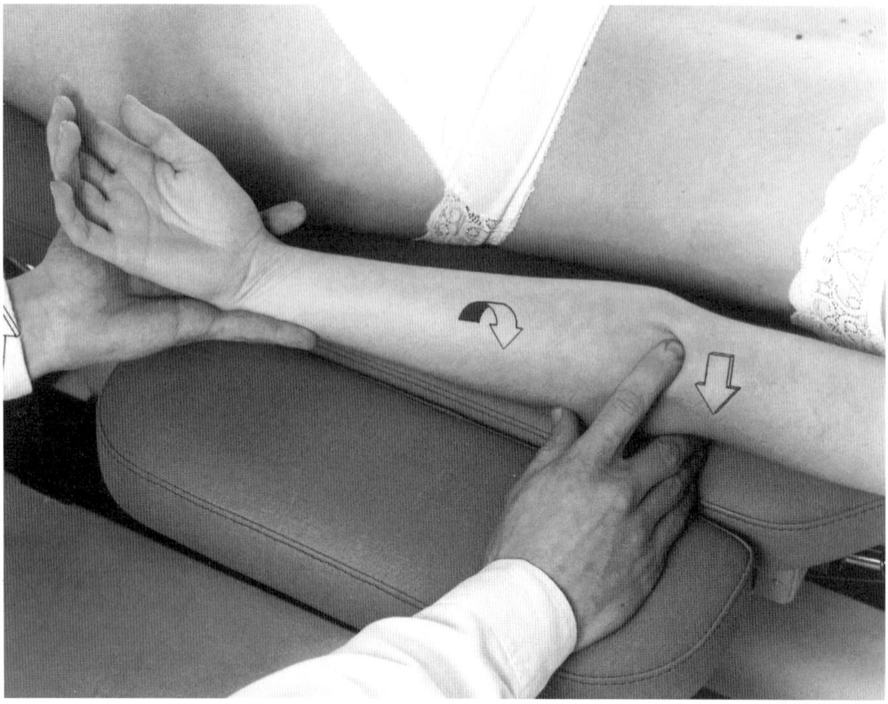

Abb. 85 Behandlung Tender point des Olekranon (OL)

► Extremität ganz leicht nach innen drehen – Extension des Ellbogens betont.

Handgelenk und Hand

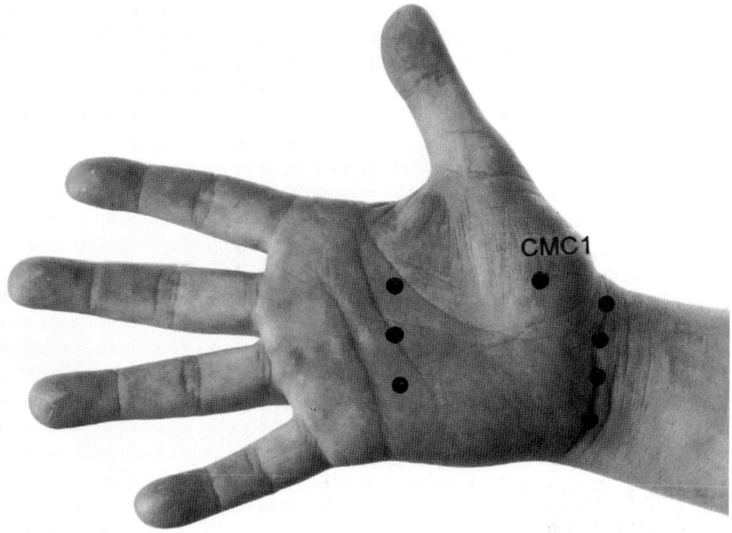

Abb. 86
Lokalisierung der palmaren Tender points

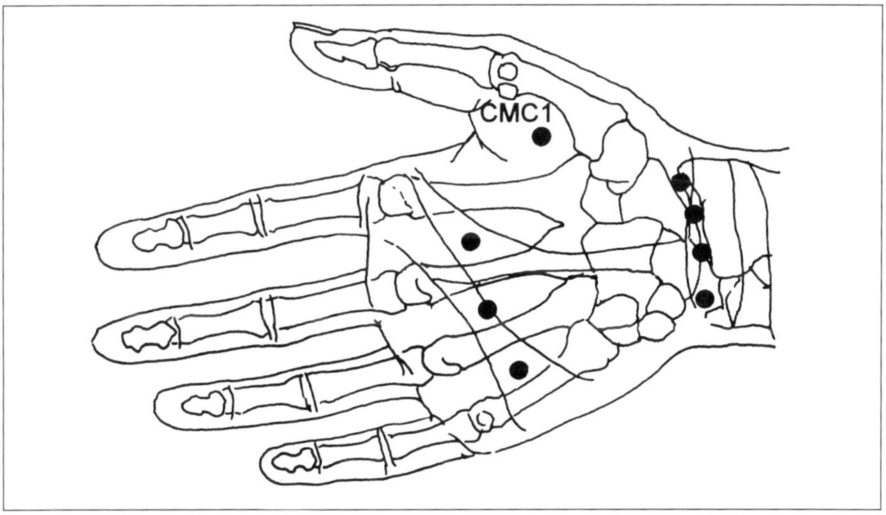

Abb. 87
Schematische Analogie zu Abb. 86
▷ (S. 126,4))

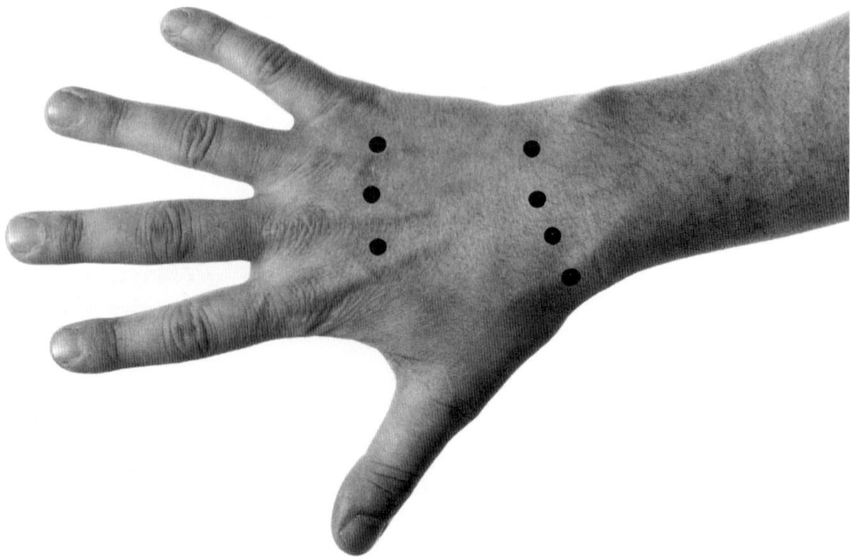

Abb. 88 Lokalisierung dorsaler Tender point

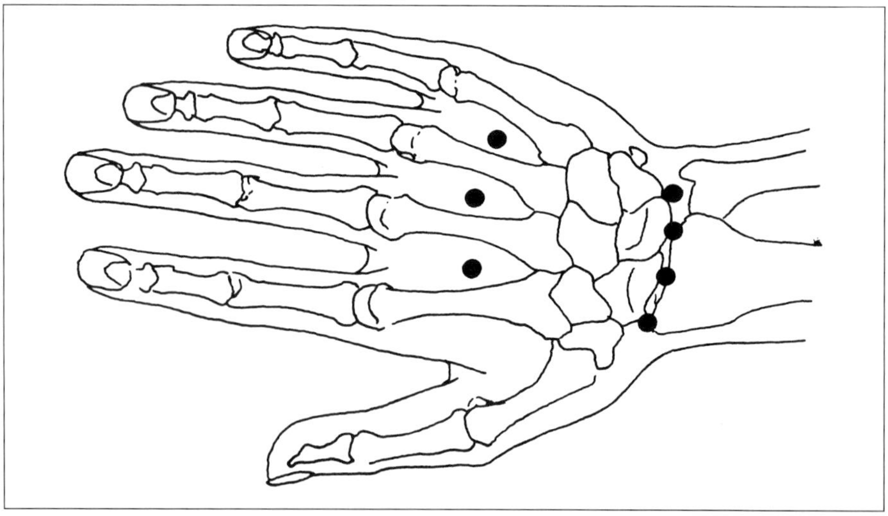

Abb. 89 Schematische Analogie zu Abb. 88
▷ (S. 126,4))

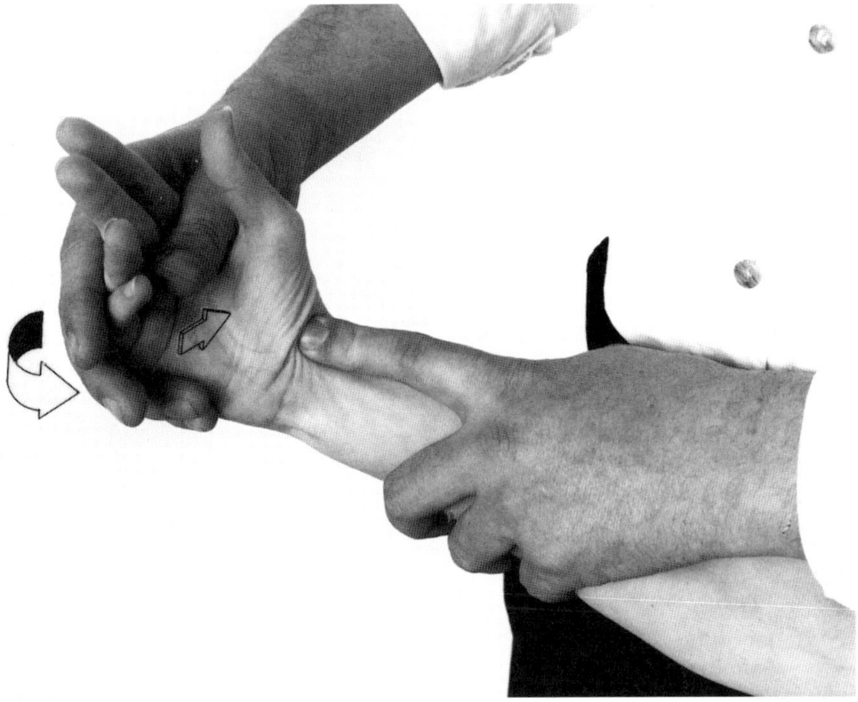

Abb. 90 Behandlung aller palmaren Tender points des Handgelenks

► Extreme Flexion – Hand nach lateral und in den Tender point drehen (für lateraler Tender point) oder nach medial und in den Tender point drehen (für medialer Tender point) (fasziale Feineinstellung mit Finger).

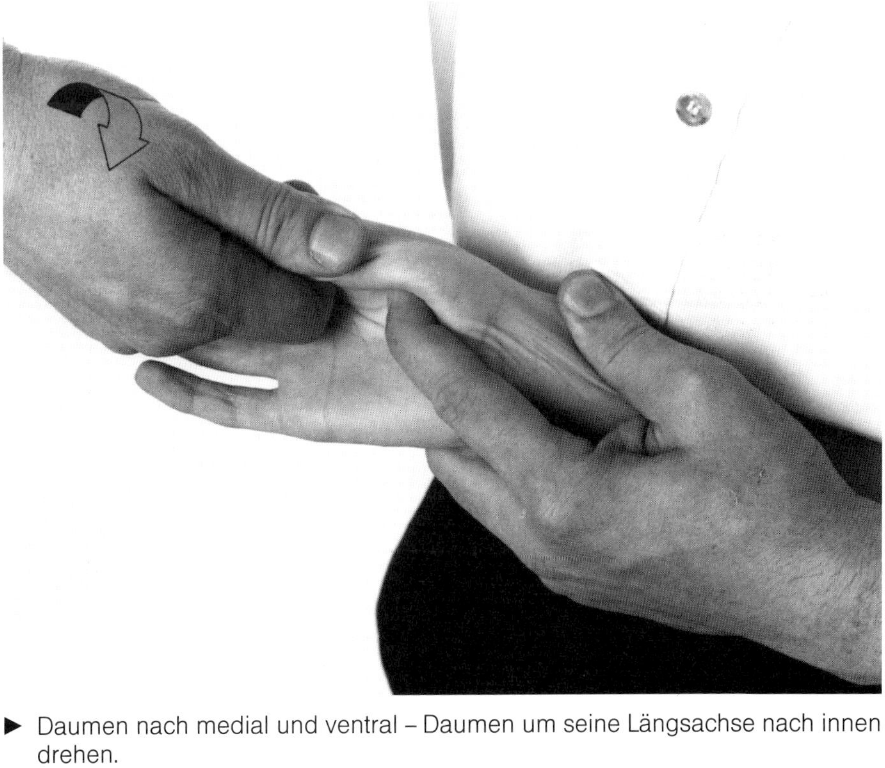

Abb. 91 Behandlung Tender point des ersten Karpometakarpalgelenkes (CMC1)

► Daumen nach medial und ventral – Daumen um seine Längsachse nach innen drehen.

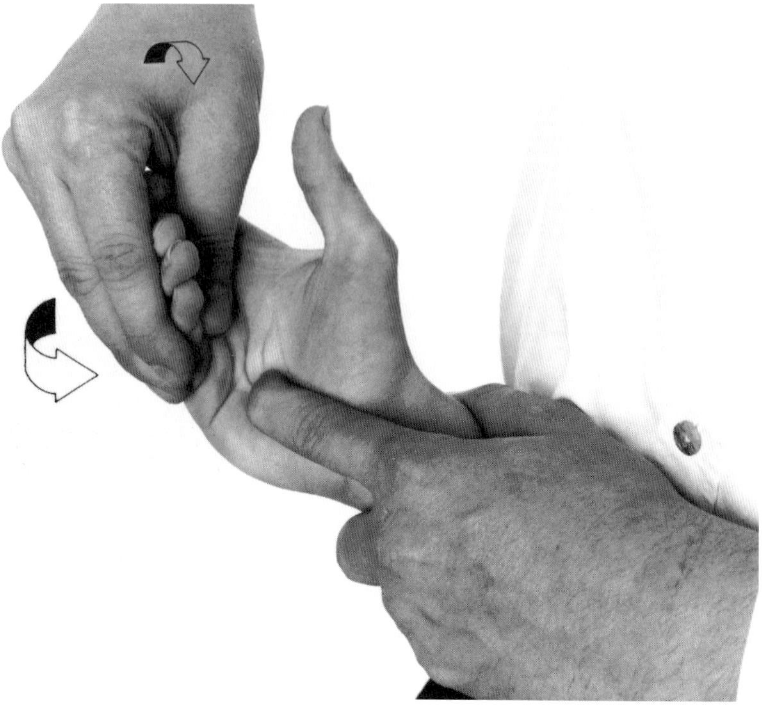

Abb. 92 Behandlung palmarer Tender point der Hand

► Falten der Hand um die Längs- und Querachse.

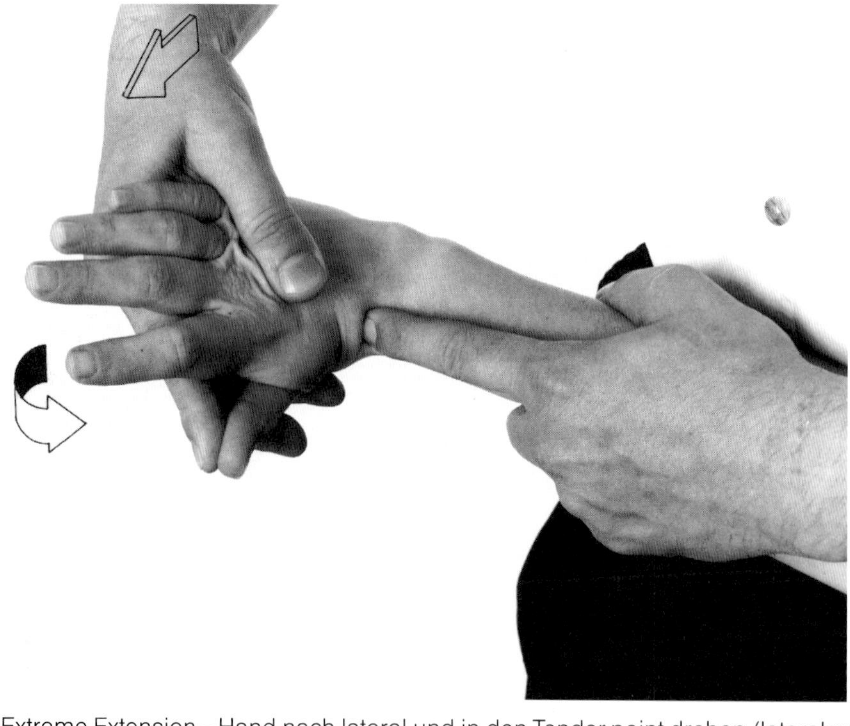

Abb. 93 Behandlung aller dorsalen Tender points des Handgelenks

► Extreme Extension – Hand nach lateral und in den Tender point drehen (lateraler Tender point) oder nach medial und in den Tender point (medialer Tender point) (fasziale Feineinstellung mit dem Finger).

Wirbelsäule

Lendenwirbel: anteriore Tender points

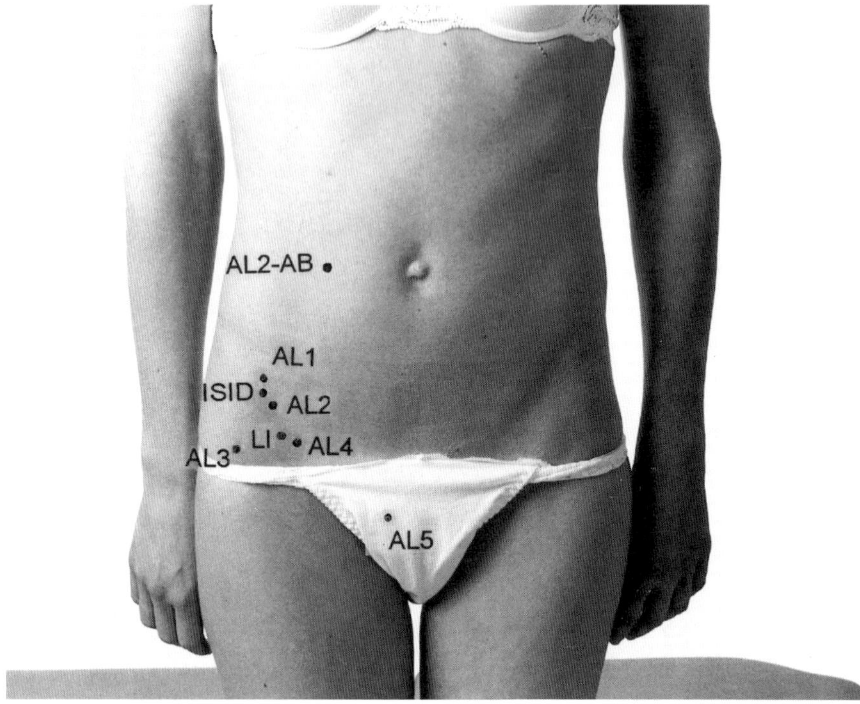

Abb. 94 Lokalisierung anteriore Lendenwirbel Tender points (AL)

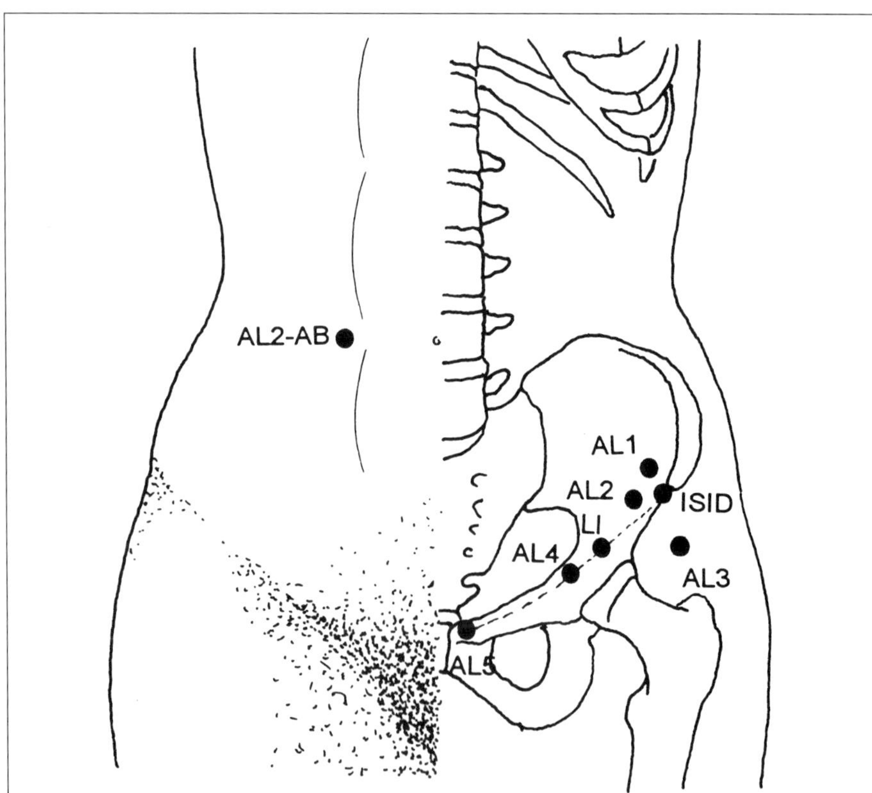

Abb. 95 Schematische Analogie zu Abb. 94
▷ (S. 126,[4])

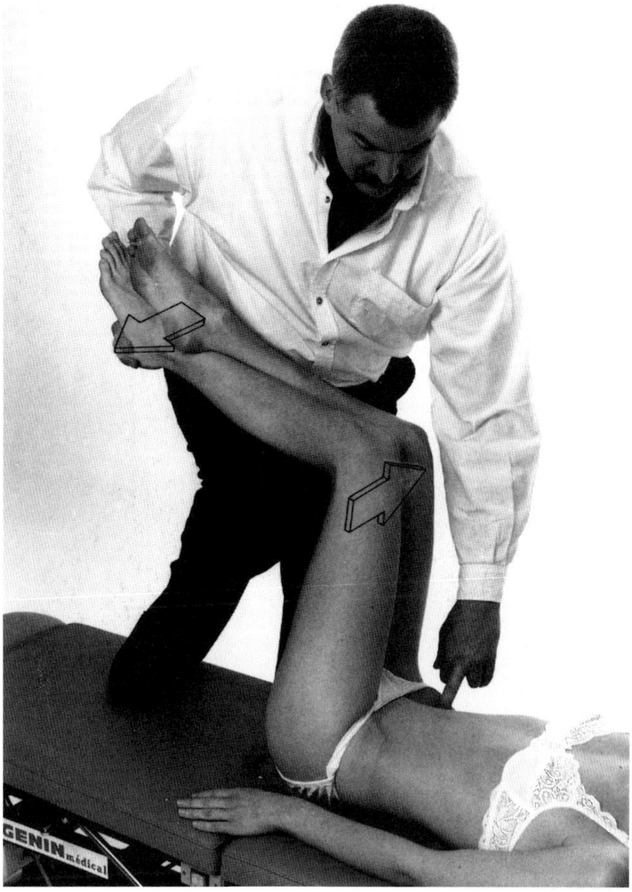

Abb. 96 Behandlung anteriore Lendenwirbel Tender points (AL1–3–4)

► Das Bein der zu behandelnden Seite liegt oben – bilaterale Flexion Hüfte – beide Knie gemeinsam nach lateral zum Tender point (Rotation in der Wirbelsäule) – Füße gemeinsam nach medial (Seitenneigung in der Wirbelsäule).

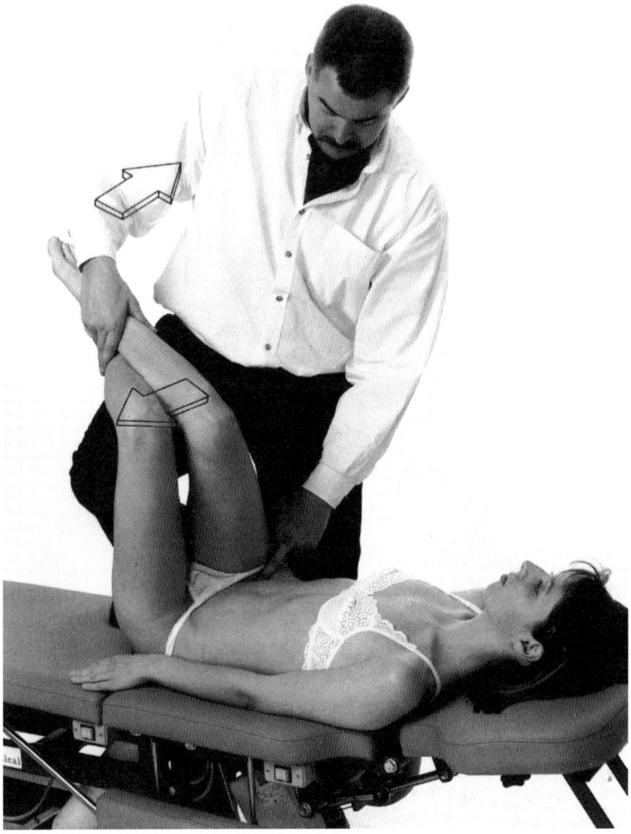

Abb. 97 Behandlung anteriorer Tender point (AL2)

► Das Bein der zu behandelnden Seite liegt oben – bilaterale Flexion Hüfte – beide Knie gemeinsam nach medial weg vom Tender point (Rotation in der Wirbelsäule) – Füße gemeinsam nach lateral zum Tender point (Seitenneigung in der Wirbelsäule).

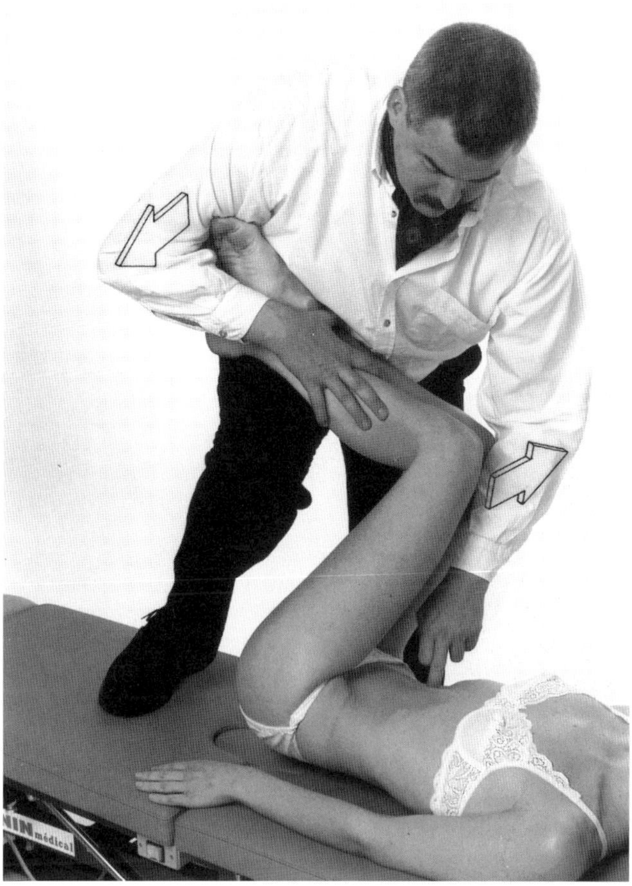

Abb. 98 Behandlung anteriorer Tender point (AL2 AB)

► Das Bein der zu behandelnden Seite liegt oben – bilaterale Flexion der Hüfte – Knie gemeinsam nach lateral zum Tender point (Rotation in der Wirbelsäule) – Füße gemeinsam nach medial (Seitenneigung in der Wirbelsäule).

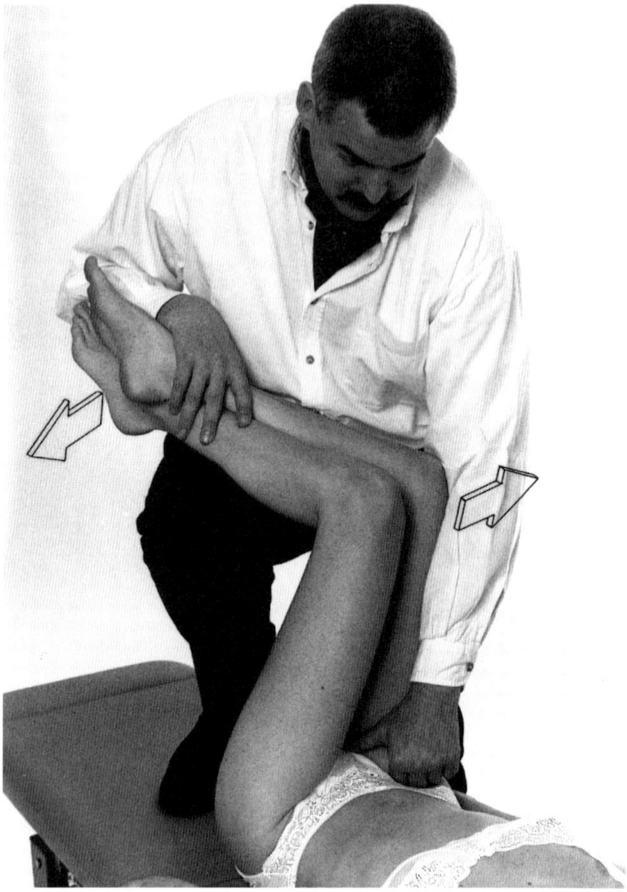

Abb. 99 Behandlung anteriorer Tender point (AL5)

► Das Bein der zu behandelnden Seite liegt oben – bilaterale Flexion der Hüfte – Knie gemeinsam nach lateral zum Tender point hin (Rotation in der Wirbelsäule) – Füße gemeinsam nach medial weg vom Tender point (Seitenneigung in der Wirbelsäule).

Lendenwirbel: posteriore Tender points

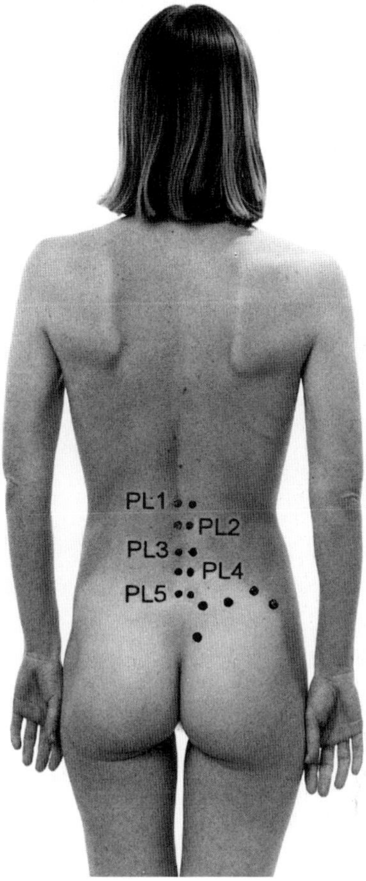

Abb. 100 Lokalisierung posteriore Tender points der Lendenwirbel

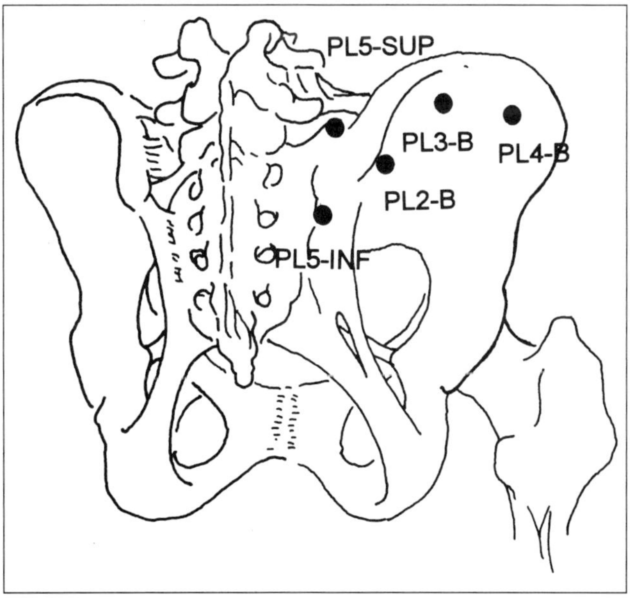

Abb. 101 Schematische Analogie zu Abb. 100
▷ (S. 126,[1])

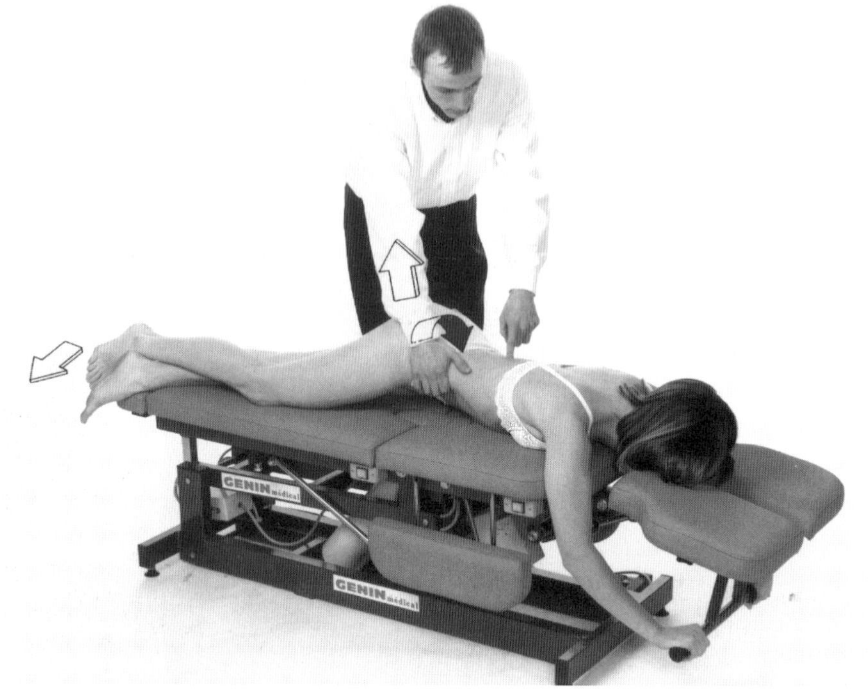

Abb. 102
Behandlung posteriore Tender points des 1. bis 3. Lendenwirbels (PL1–PL2–PL3)

► Beine nach lateral zur gleichen Seite des Tender points (das Bein der zu behandelnden Seite liegt oben) – Becken an der Seite des Tender points heben und in den Tender point drehen.

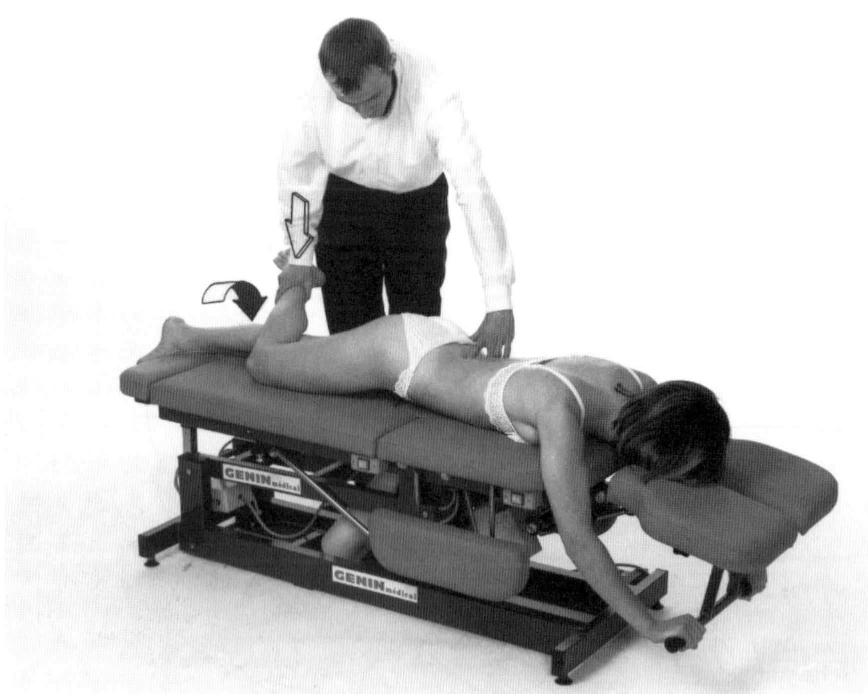

Abb. 103
Behandlung posteriore Tender points des 4. und 5. Lendenwirbels (PL4 – PL5)

► Unterschenkel als Hebel einsetzen – Fuß von der Seite des Tender points stark nach medial drücken, bis das Becken sich hebt und dreht.

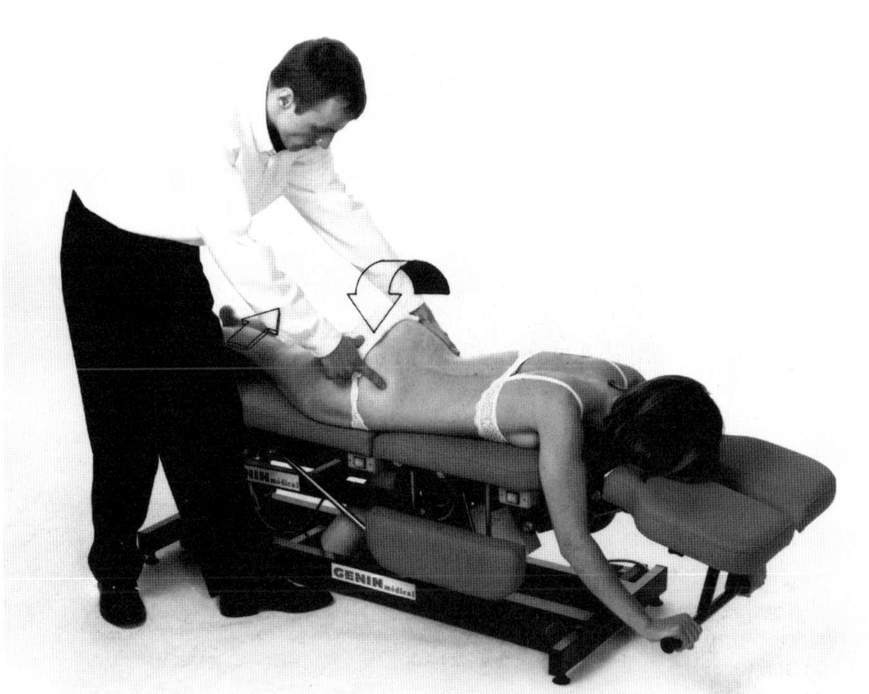

Abb. 104 Behandlung posteriore Tender points der 2. – 4. Lendenwirbel (PL2-B–PL4-B)

► Beine nach der dem Tender point abgewandten Seite – Becken an der dem Tender point entgegengesetzten Seite heben und in den Tender point drehen.

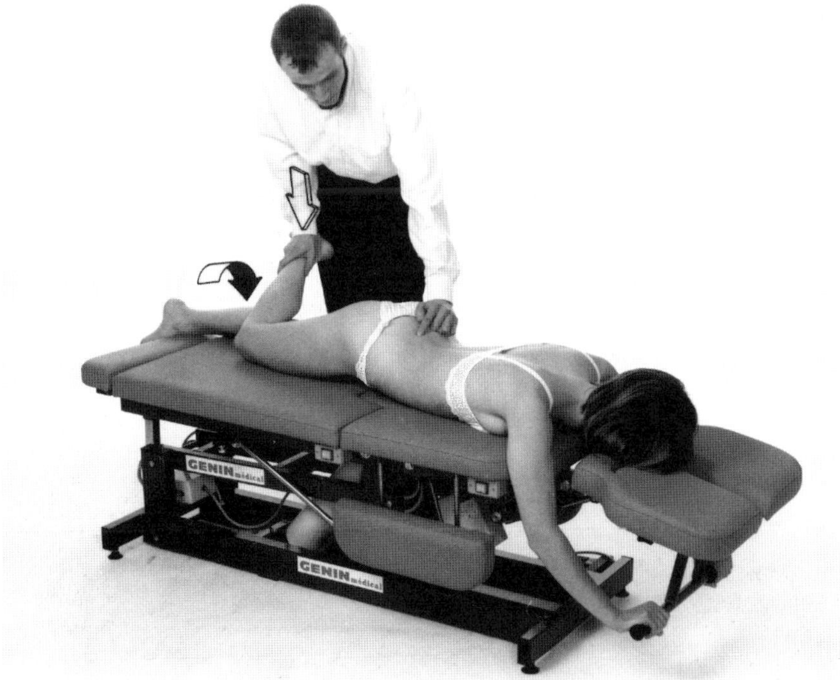

Abb. 105 Behandlung posteriorer Lendenwirbel-Tender point (PL5-SUP)

► Unterschenkel als Hebel einsetzen – Fuß von der Seite des Tender points nach medial drücken, bis das Becken sich hebt und dreht.

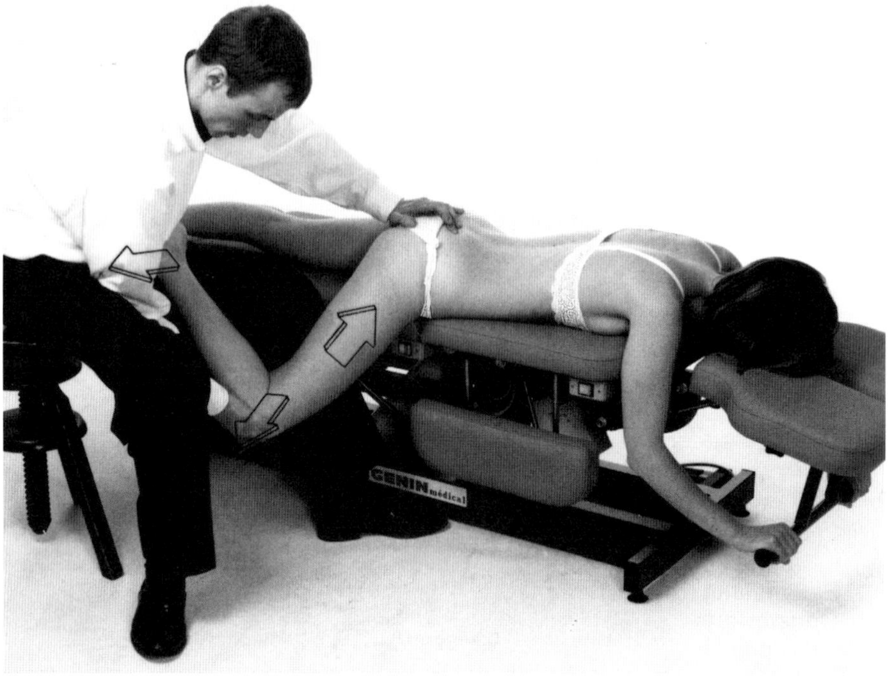

Abb. 106 Behandlung posteriorer Lendenwirbel-Tender point (PL5-INF)

► Flexion Hüfte – Flexion Knie – Knie nach lateral – Fuß leicht nach lateral (leichte Innenrotation) – leichte Kompression entlang der Oberschenkelachse.

Brustwirbel: anteriore Tender points

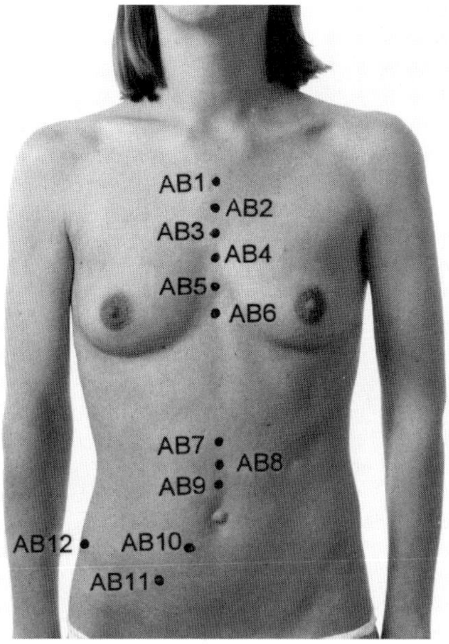

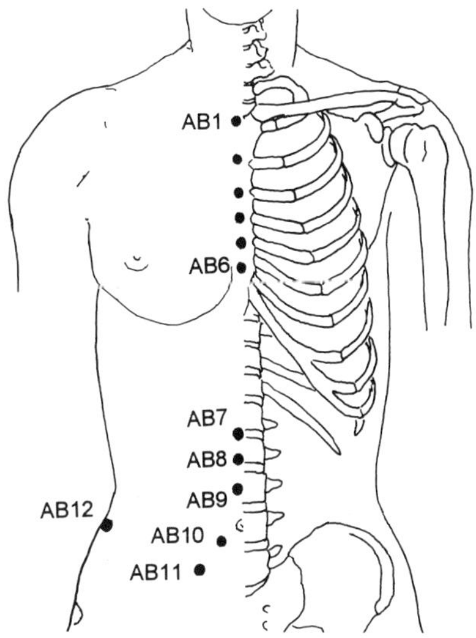

Abb. 107 Lokalisierung anteriore Brustwirbelsäulen-Tender points (AB)

Abb. 108 Schematische Analogie
▷ (S. 126,4))

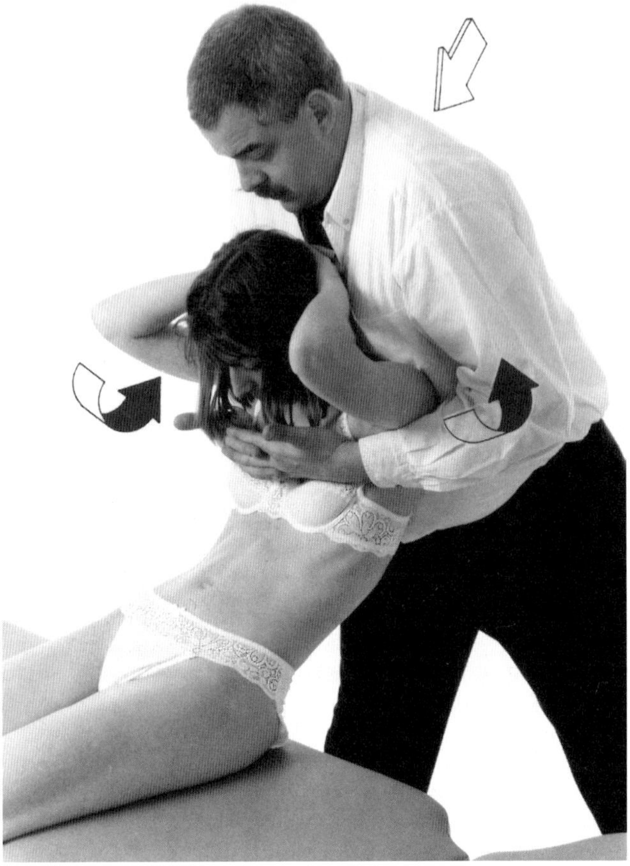

Abb. 109 Behandlung anteriore Tender points des 1. und 2. Brustwirbels (AB1 – AB2)

► Mit den Händen Kompression in den Tender point – Schultern nach oben und hinten ziehen – Kompression mit dem Sternum des Therapeuten auf den zervikothorakalen Übergang (Schaukelbewegung mit Zug nach postero-superior und Druck nach antero-inferior).

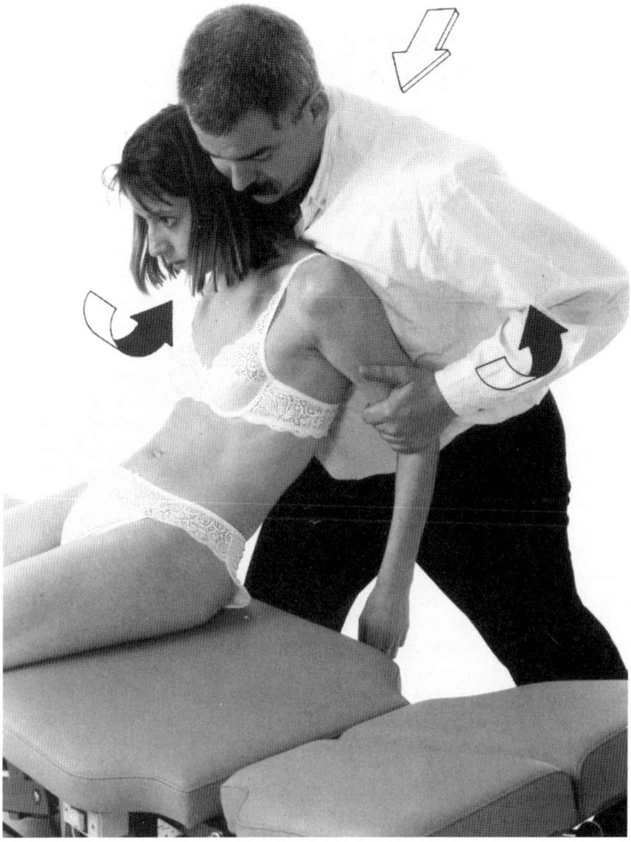

Abb. 110 Behandlung anteriorer Tender point des 3. und 4. Brustwirbels (AB3 – AB4)

► Mit den Oberarmen die Schultern nach oben und hinten ziehen – Kompression mit dem Sternum des Therapeuten auf den zervikothorakalen Übergang (Schaukelbewegung mit Zug nach postero-superior und Druck nach antero-inferior).

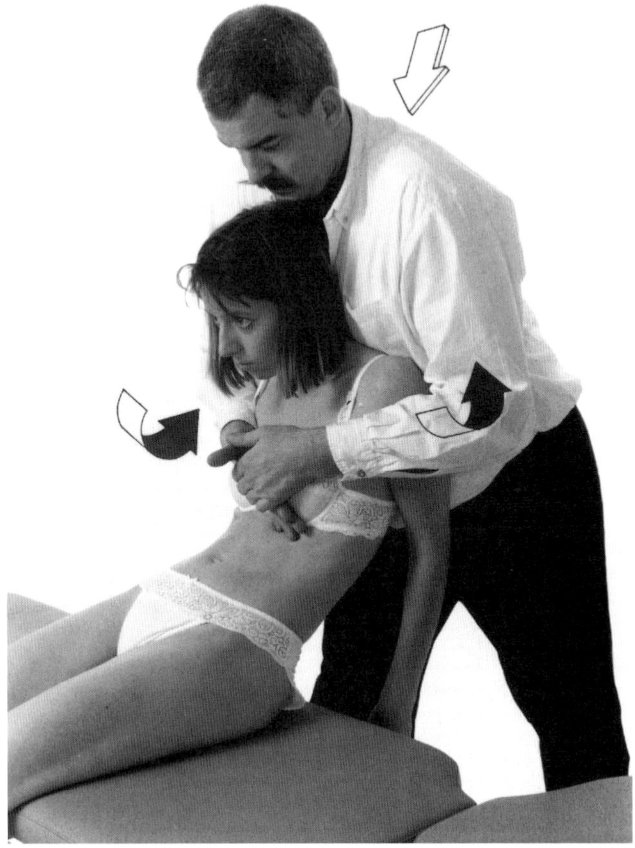

Abb. 111 Behandlungsvariante anteriorer Tender point des 5. und 6. Brustwirbels (AB5 – AB6)

▶ Mit den Händen Kompression in den Tender point – Schultern nach oben und hinten ziehen – Kompression mit dem Sternum des Therapeuten auf den zervikothorakalen Übergang (Schaukelbewegung mit Zug nach postero-superior und Druck nach antero-inferior).

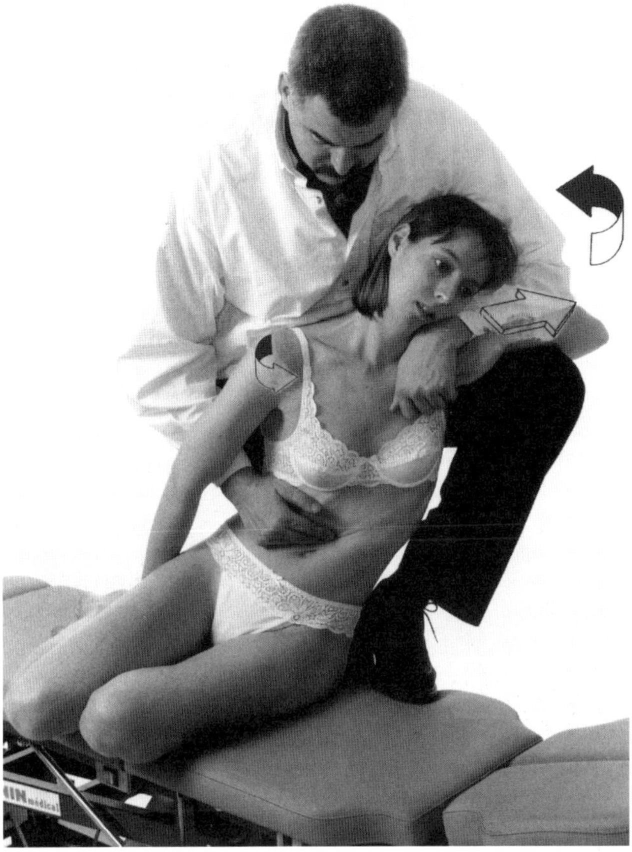

Abb. 112 Behandlung anteriorer Tender point des 7. bis 9. Brustwirbels (AB7 – AB8 – AB9)

► Körper zur Seite des Tender point neigen – Körper zur anderen Seite drehen.

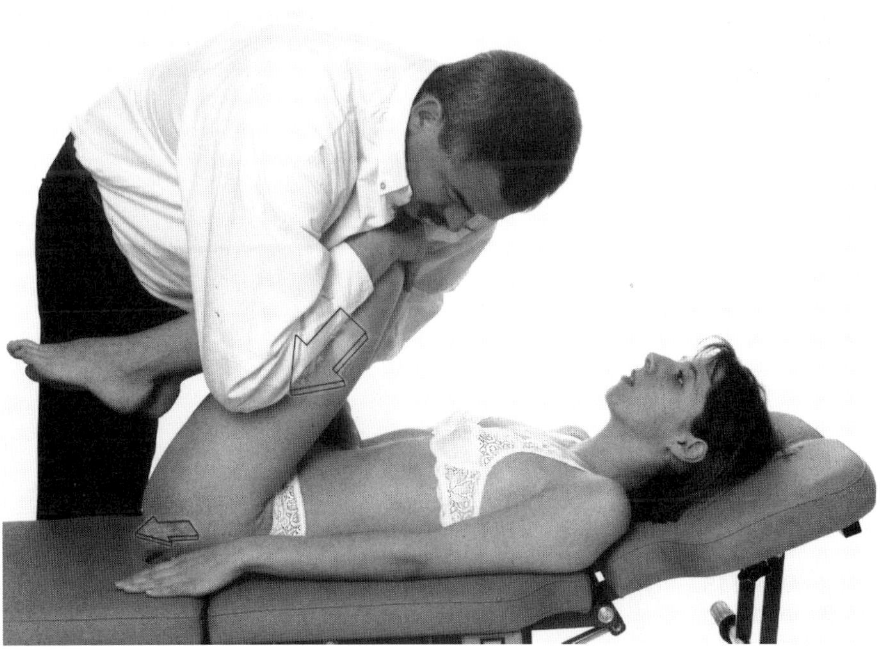

Abb. 113 Behandlungsvariante anteriorer Tender point des 7. bis 9. Brustwirbels (AB7 – AB8 – AB9)

► Starke Flexion in Hüfte und Knien – Kompression entlang der Oberschenkelachse (die Kombination ergibt eine Flexion mit einer achsialen Traktion der Brustwirbelsäule).

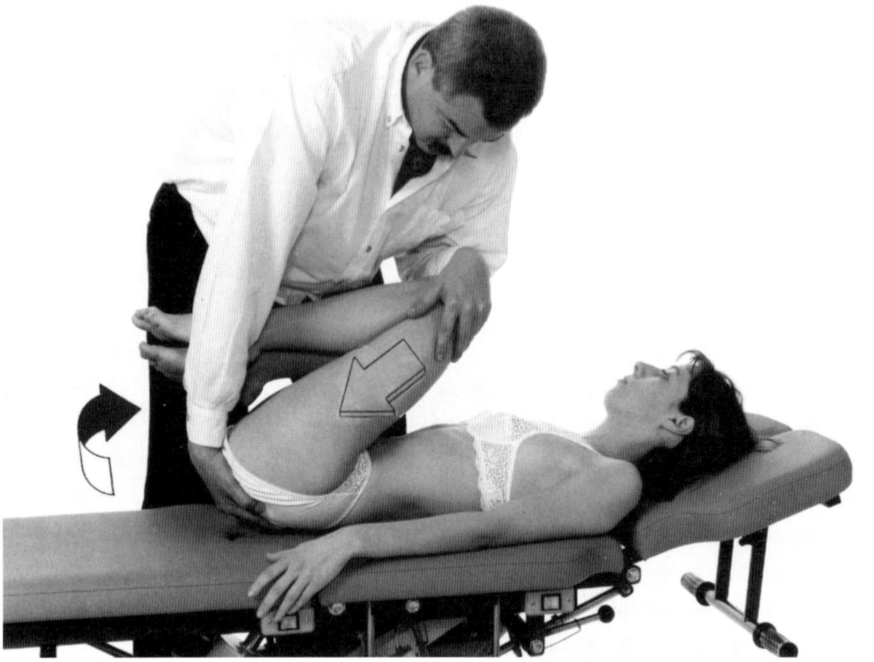

Abb. 114 Behandlung anteriorer Tender point des 10. und 11. Brustwirbels (AB10 – AB11)

► Starke Flexion in Hüfte und Knien – Kompression entlang der Oberschenkelachse (die Kombination ergibt eine Flexion und eine achsiale Traktion der Brustwirbelsäule) – Knie leicht nach lateral zur Seite des Tender points – Traktion auf dem Sakrum.

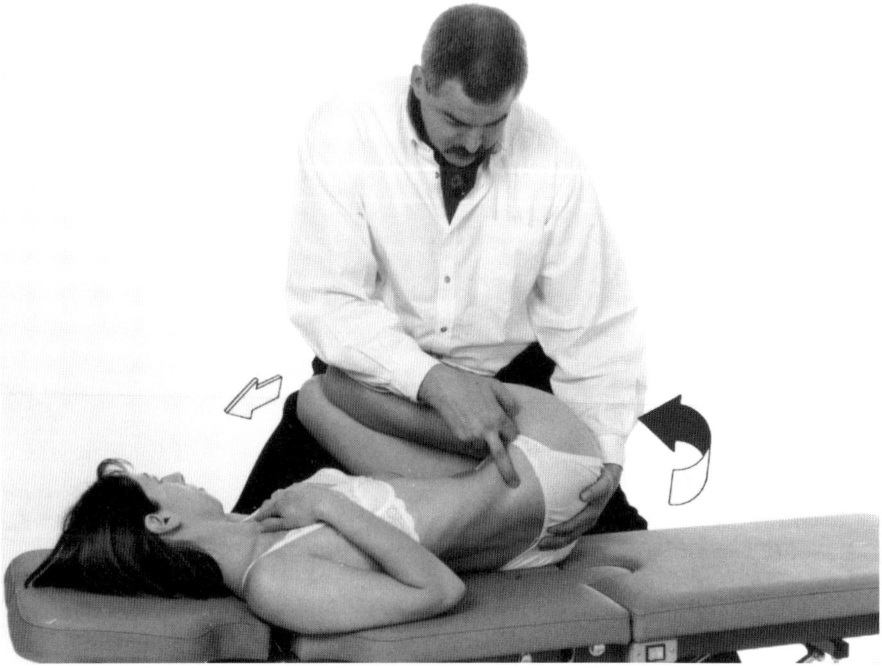

Abb. 115 Behandlung anteriorer Tender point des 12. Brustwirbels (AB12)

► Starke Flexion in Hüfte und Knien – Kompression entlang der Oberschenkelachse (Kombination ergibt Flexion und achsiale Traktion der Brustwirbelsäule) – Knie betont nach lateral zur anderen Seite des Tender points – Traktion auf dem Sakrum.

Brustwirbel: posteriore Tender points

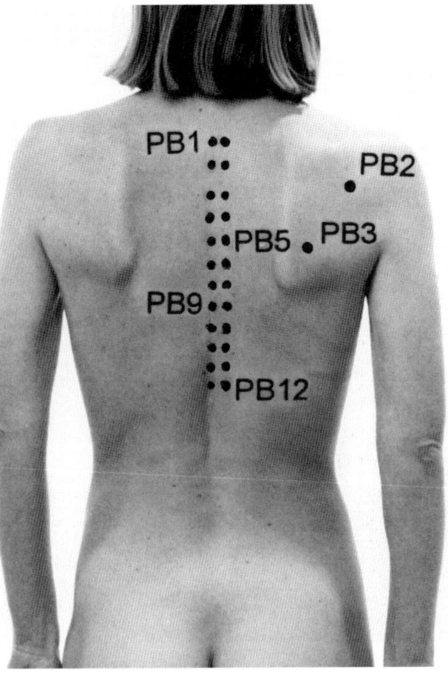

Abb. 116 **Lokalisierung der posterioren Brustwirbel-Tender points**

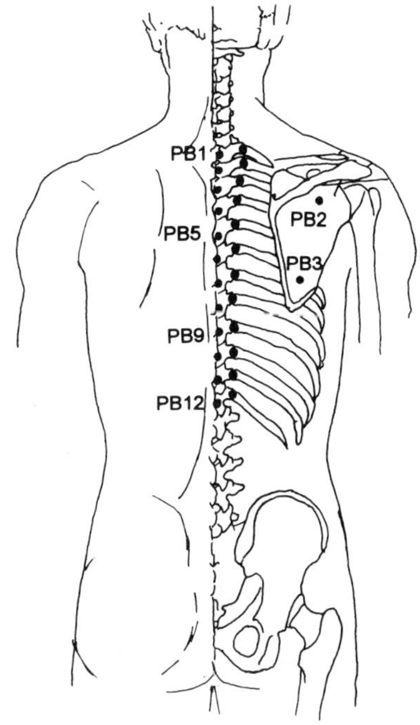

Abb. 117 Schematische Analogie

▷ (S. 126,4))

▶ Man kann an beiden Seiten der Wirbelsäule zwei Säulen an Tender points unterscheiden. Die anatomische Lokalisierung der Processi spinosi und transversi hat keine Bedeutung.

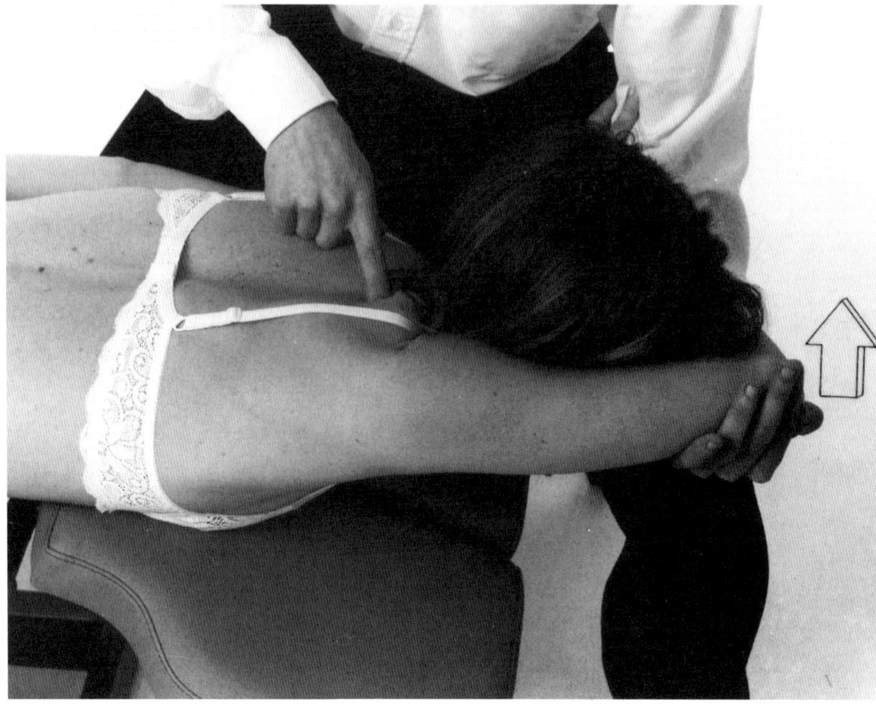

Abb. 118 Behandlung posteriorer Tender point des 1. und 2. Brustwirbels (PB1 – PB2)

► Extension der Wirbelsäule durch Heben des Kopfes – Schulter der ipsilateralen Seite sehr leicht nach hinten drehen.

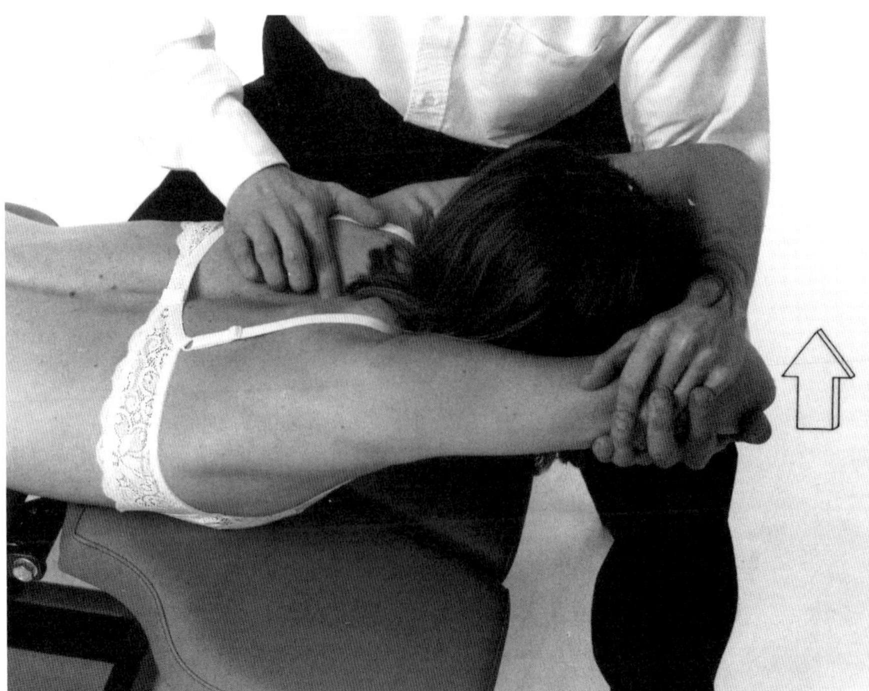

Abb. 119 Behandlung posteriorer Tender point des 3. und 4. Brustwirbels (PB3 – PB4)

► Extension der Wirbelsäule durch Heben des Kopfes (Vorpositionierung durch Heben beider Arme) – Schulter der ipsilateralen Seite leicht nach hinten drehen.

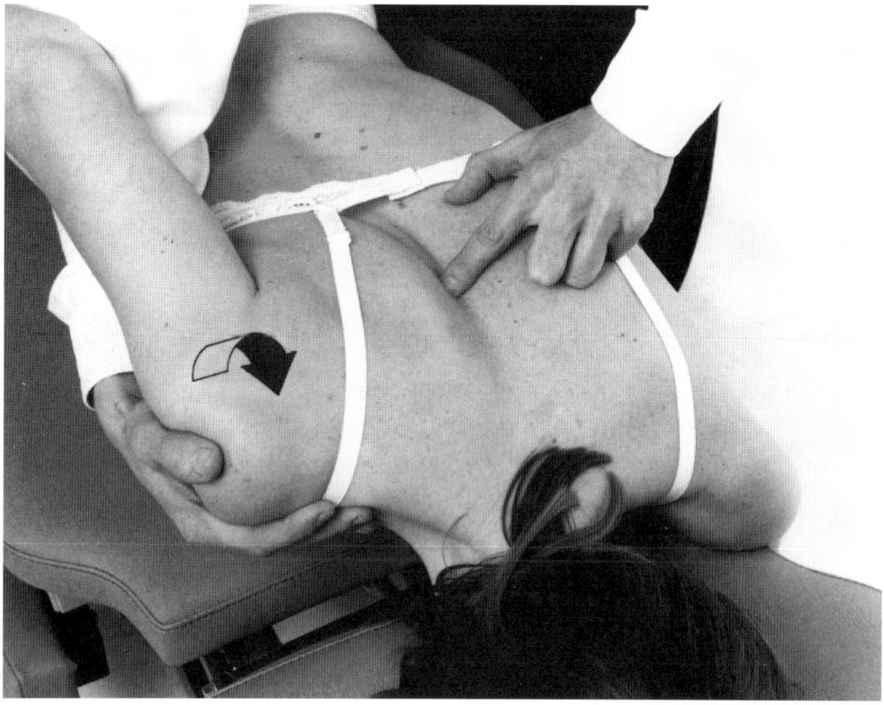

Abb. 120 Behandlung posteriorer Tender point des 5. bis 8. Brustwirbels (PB5 – PB6 – PB7 – PB8)

► Extension der Wirbelsäule, indem die Schulter der ipsilateralen Seite betont nach hinten gedreht wird.

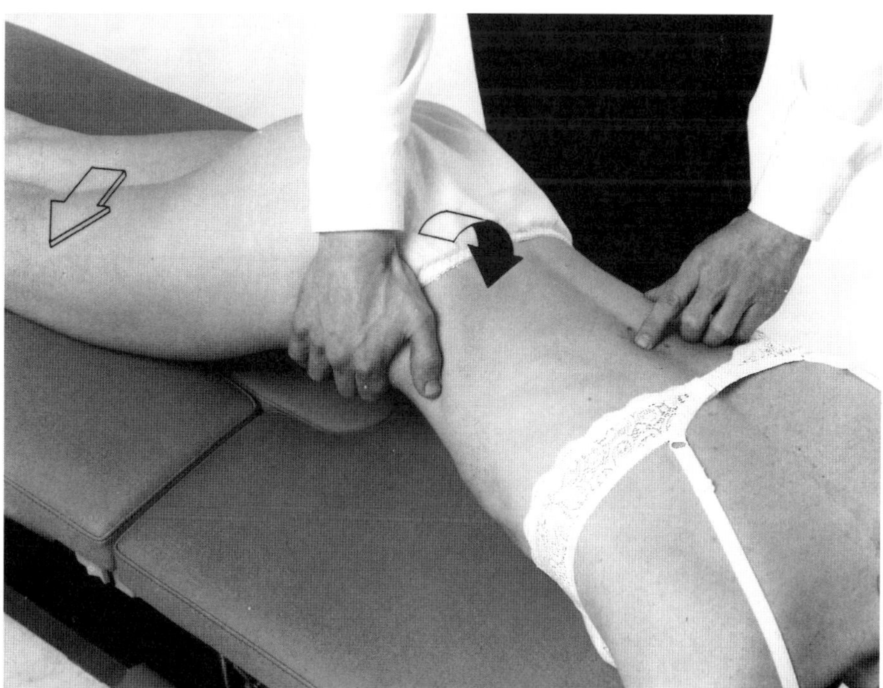

Abb. 121 Behandlung posteriorer Tender point des 9. bis 12. Brustwirbels (PB9 – PB10 – PB11 – PB12)

► Beide Beine nach lateral zur Seite des Tender points – Becken auf der Seite des Tender points heben.

Rippen: anteriore Tender points

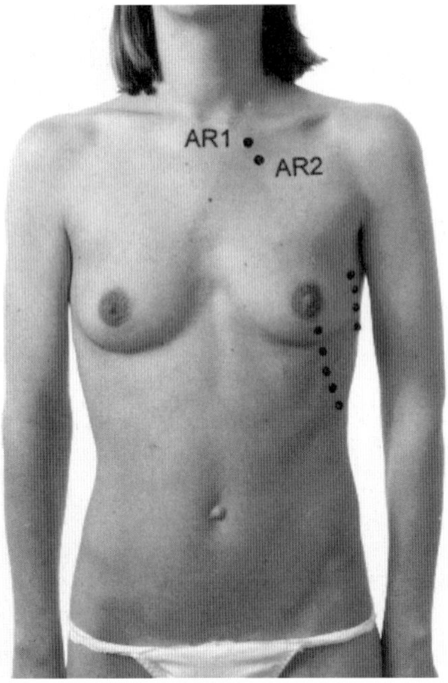

Abb. 122 Lokalisierung anteriore Tender points der Rippen

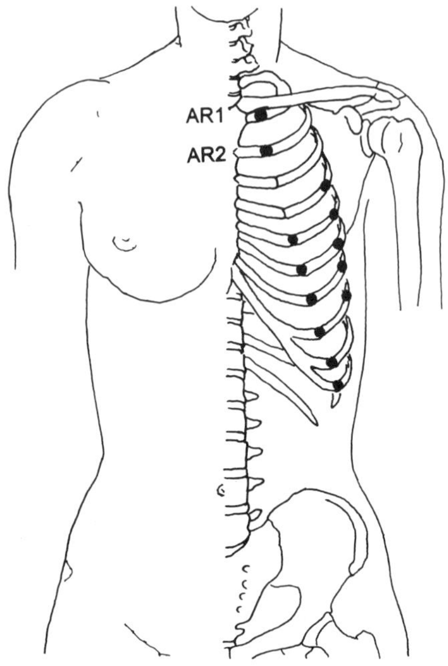

Abb. 123 Schematische Analogie
▷ (S. 126,4))

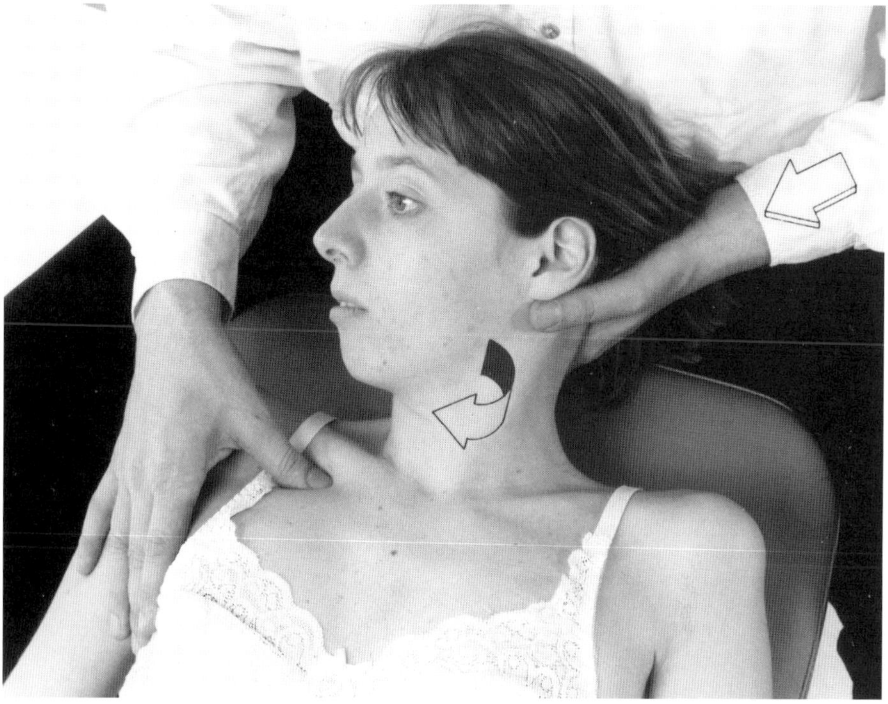

Abb. 124 Behandlung anteriorer Tender point der 1. und 2. Rippe

► Flexion in Halswirbelsäule und Kopf mit dem Bauch des Therapeuten unterstützen – Kopf leicht nach lateral zur Seite des Tender points – Kopf zur Seite des Tender points drehen.

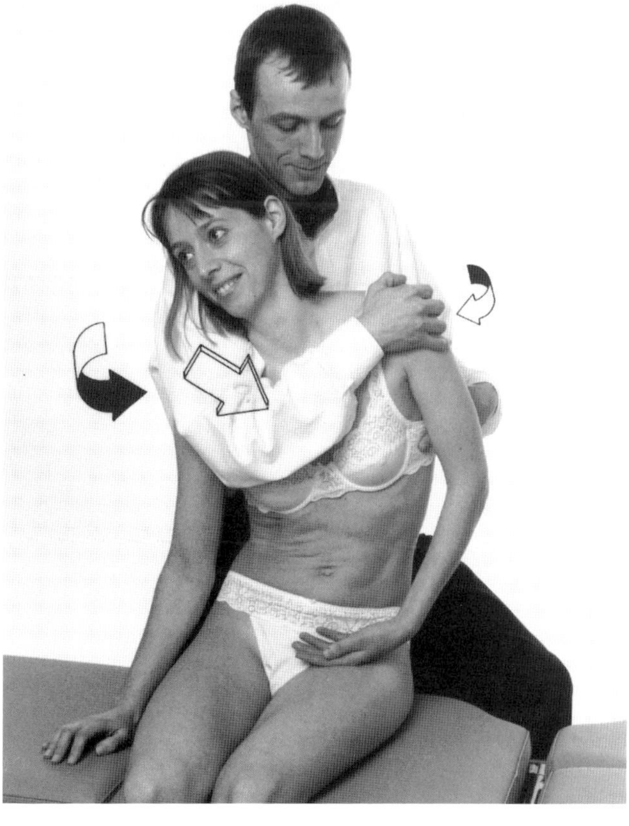

Abb. 125 Behandlung anteriorer Tender point der 3. bis 6. Rippe

► Körper vom Patienten gut stabilisieren – aus der dem Tender point entgegengesetzten Schulter die Bewegung induzieren – Körper lateral zur anderen Seite des Tender points – Schulter leicht nach hinten drehen (Schulter an der Seite des Tender points nach vorne).

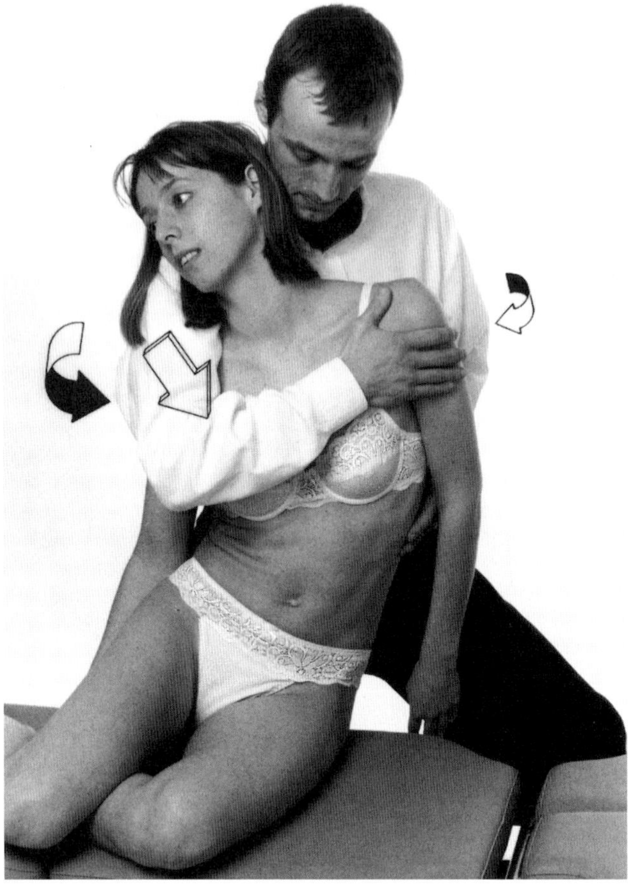

Abb. 126 Behandlung anteriorer Tender point der 7. bis 10. Rippe (AR7 – AR8 – AR9 – AR10)

► Körper des Patienten gut stabilisieren – aus der dem Tender point entgegengesetzten Schulter die Bewegung induzieren – Körper ausgeprägt nach lateral zur anderen Seite des Tender points (vorbereitet durch die Position der Beine) – Schulter leicht nach hinten drehen (Schulter an der Seite des Tender points nach vorne).

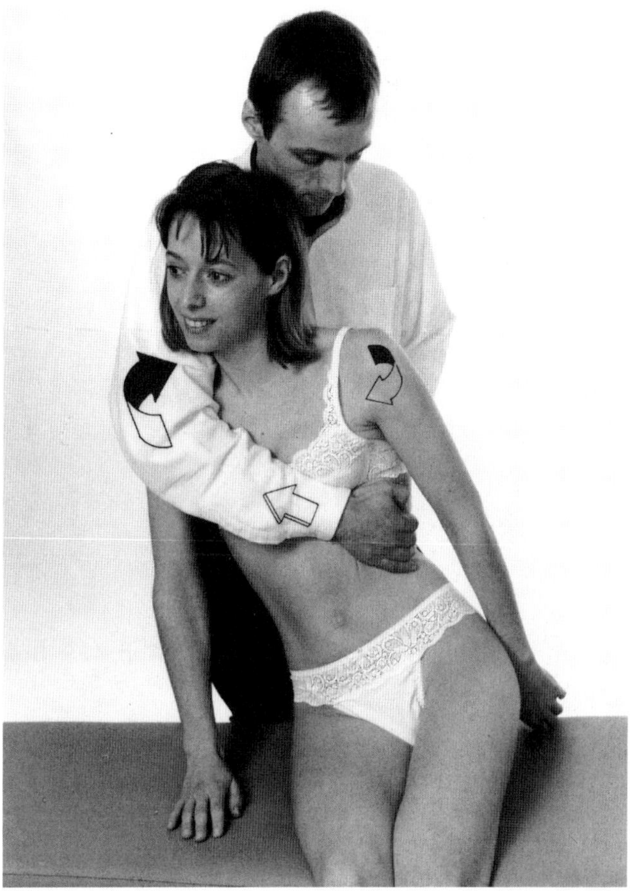

Abb. 127 Behandlung anteriorer Tender point der 11. bis 12. Rippe (AR11 – AR12)

► Körper des Patienten gut stabilisieren – aus der dem Tender point entgegengesetzten Schulter die Bewegung induzieren – Körper lateral zur gleichen Seite des Tender points – Schulter leicht nach hinten drehen (Schulter an der Seite des Tender points nach vorne).

Rippen: posteriore Tender points

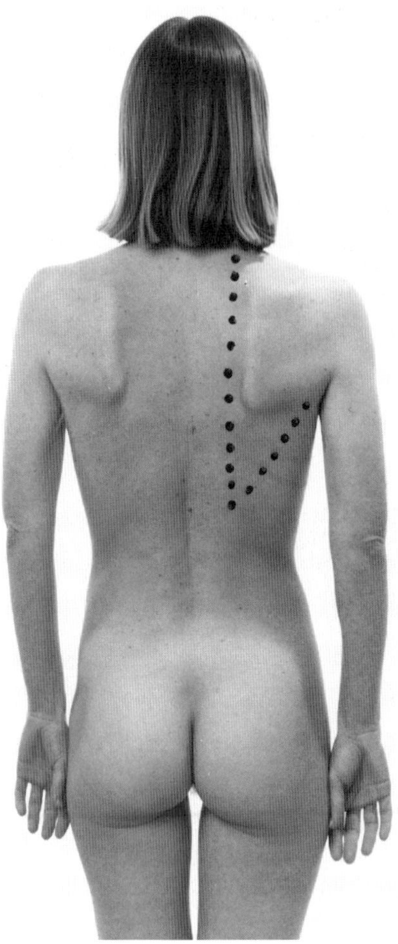

Abb. 128 Lokalisierung posteriore Tender points der Rippen

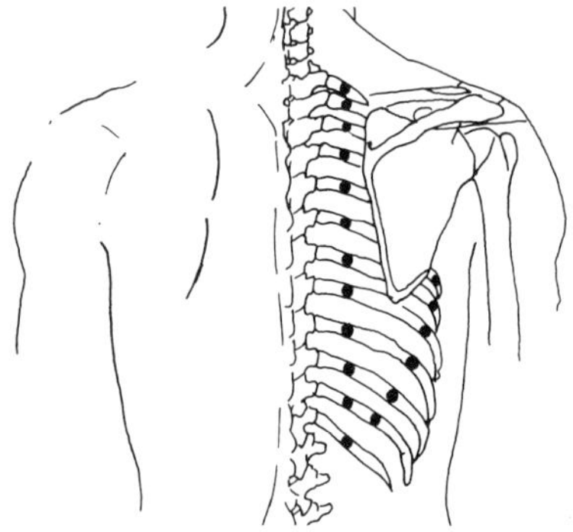

Abb. 129 Schematische Analogie
▷ (S. 126,[4])

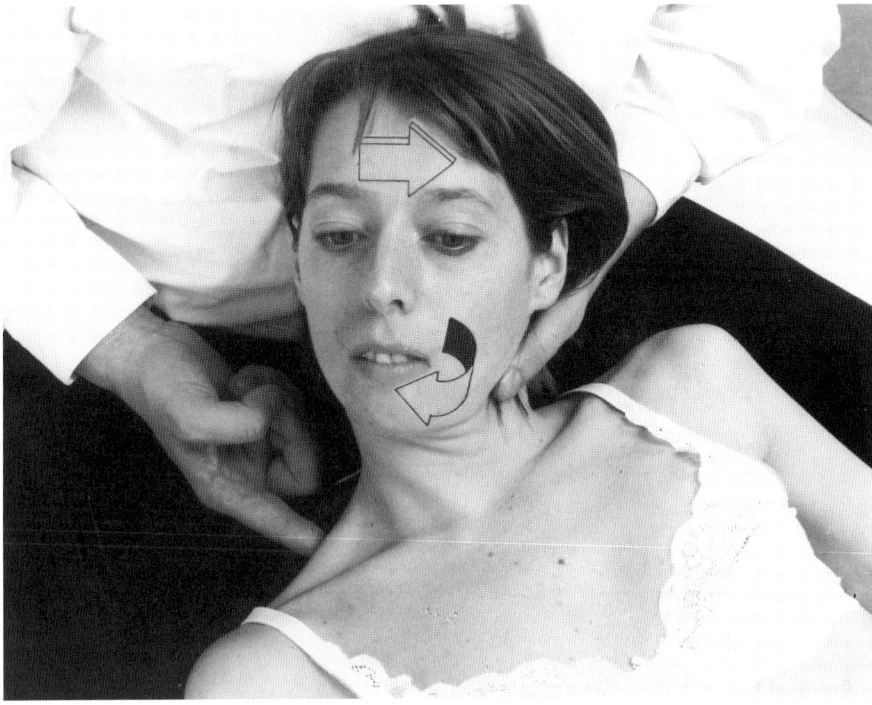

Abb. 130 Behandlung posteriorer Tender point der 1. Rippe (PR1)

► Ausgeprägte Flexion in der Halswirbelsäule – Kopf mit dem Bauch des Therapeuten unterstützen – Kopf extrem lateral zur kontralateralen Seite des Tender points – Rotation zur gleichen Seite des Tender points.

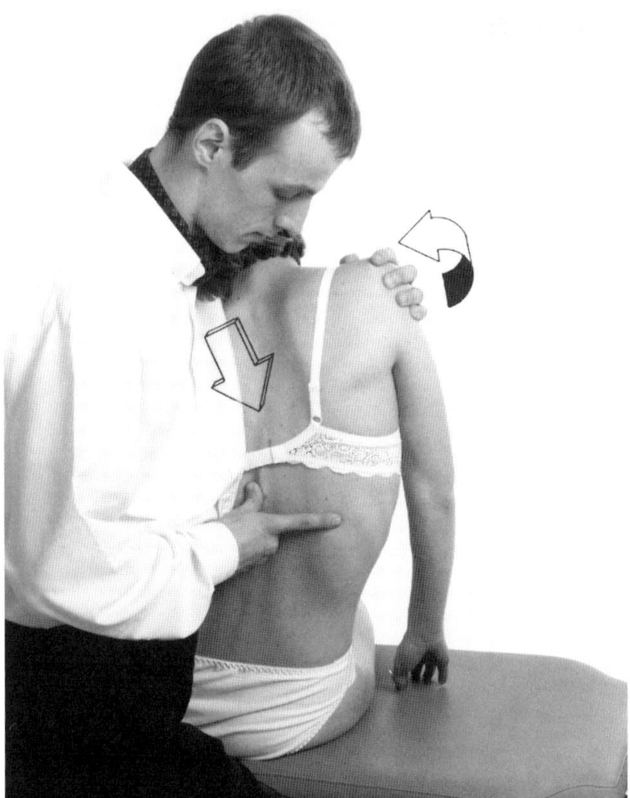

Abb. 131 Behandlung posteriore Tender points der 2. bis 10. Rippe (PR2 – PR 10)

► Körper des Patienten gut stabilisieren – aus der dem Tender point entgegengesetzten Schulter die Bewegung induzieren – Körper lateral zur anderen Seite des Tender points – Schulter leicht nach vorne drehen (Schulter an der Seite des Tender points nach hinten).

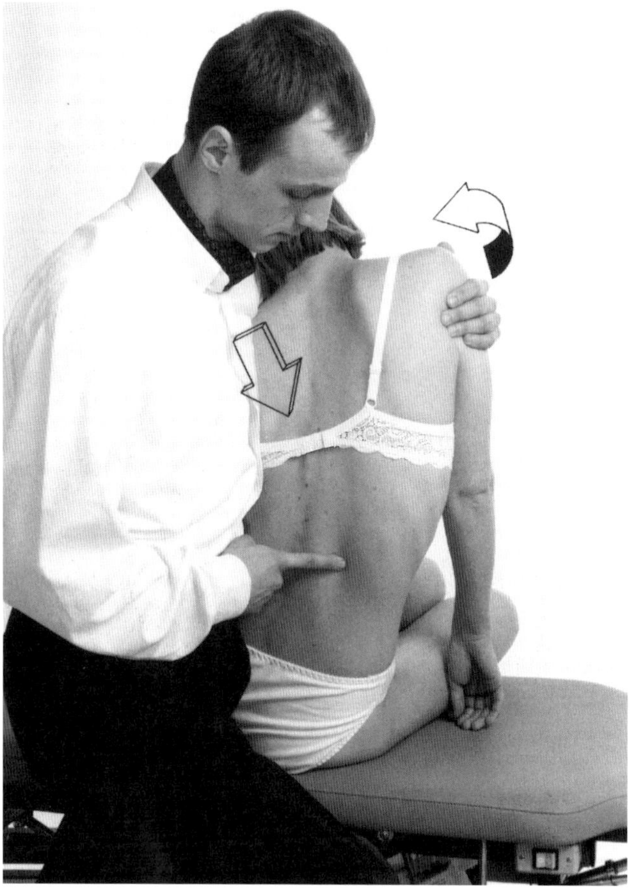

Abb. 132 Behandlung posteriorer Tender point der 11. und 12. Rippe (PR11 – PR12)

► Körper des Patienten gut stabilisieren – aus der kontralateralen Schulter des Tender points die Bewegung induzieren – Körper lateral zur anderen Seite des Tender points (vorbereitet durch Position der Beine) – Schulter leicht nach vorne drehen (Schulter an der ipsilateralen Seite nach hinten drehen).

Halswirbel: anteriore Tender points

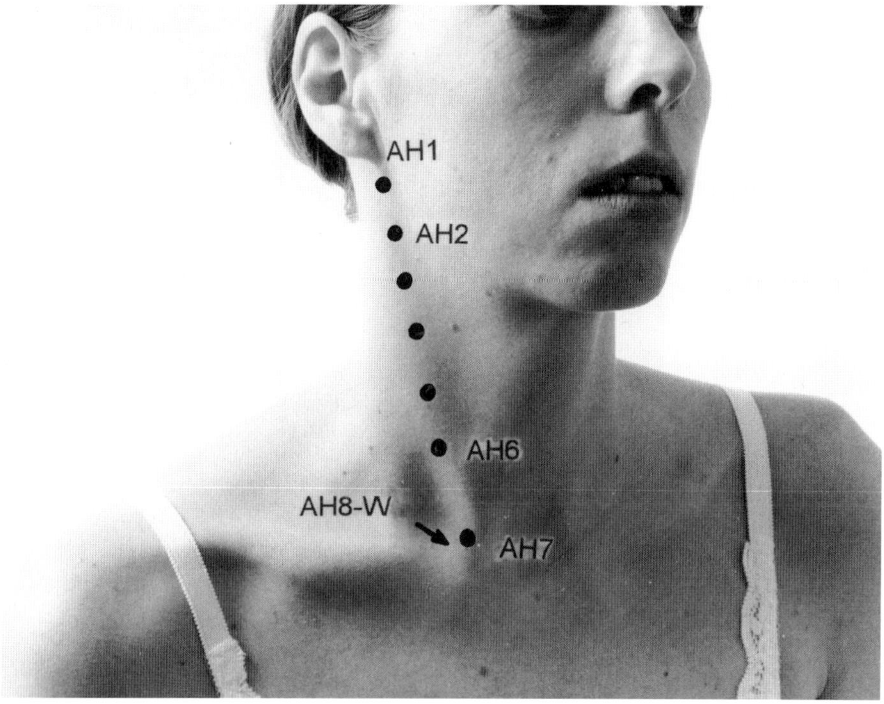

Abb. 133 Lokalisierung anteriore Tender points der Halswirbel

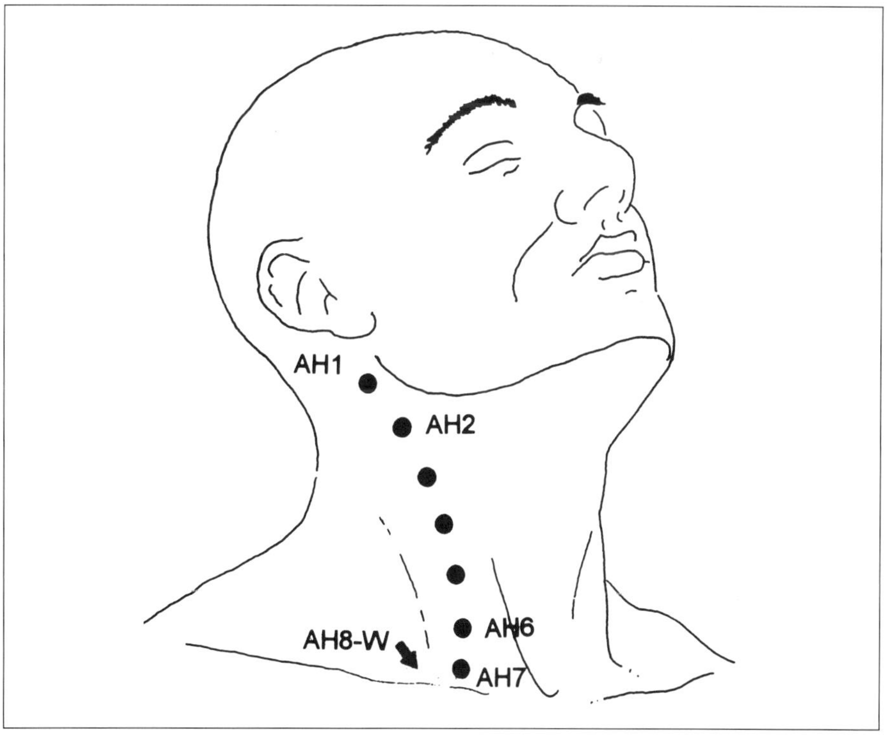

Abb. 134 Schematische Analogie zu Abb. 133
▷ (S. 126,[1])

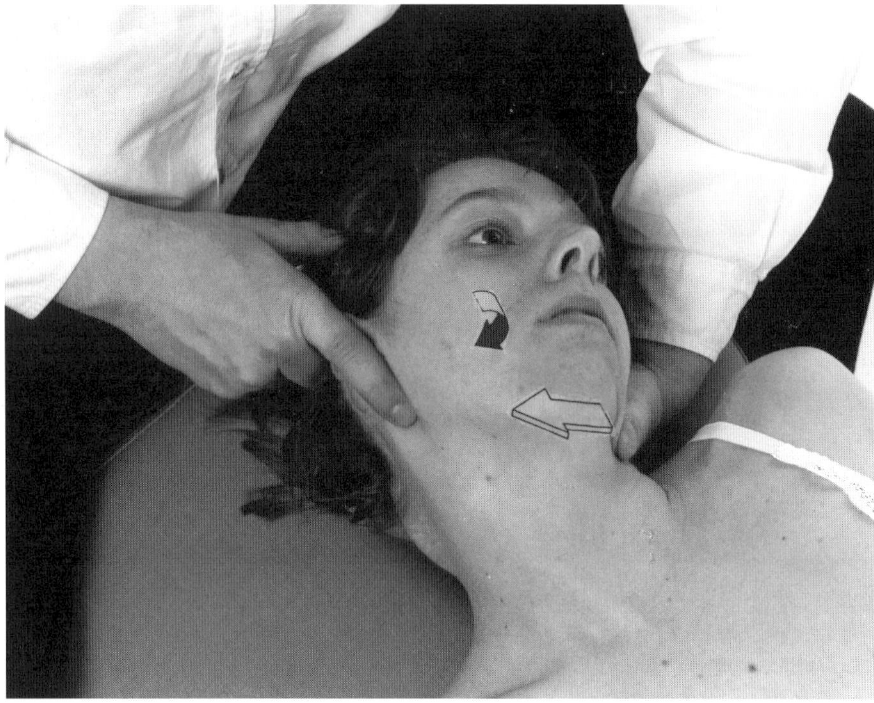

Abb. 135 Behandlung anteriorer Tender point des 1. Halswirbels (AH1)

► Leichte lokale Flexion des Kopfes – Kopf nach lateral zur kontralateralen Seite (mittels einer Translation!) – Rotation zur kontralateralen Seite.

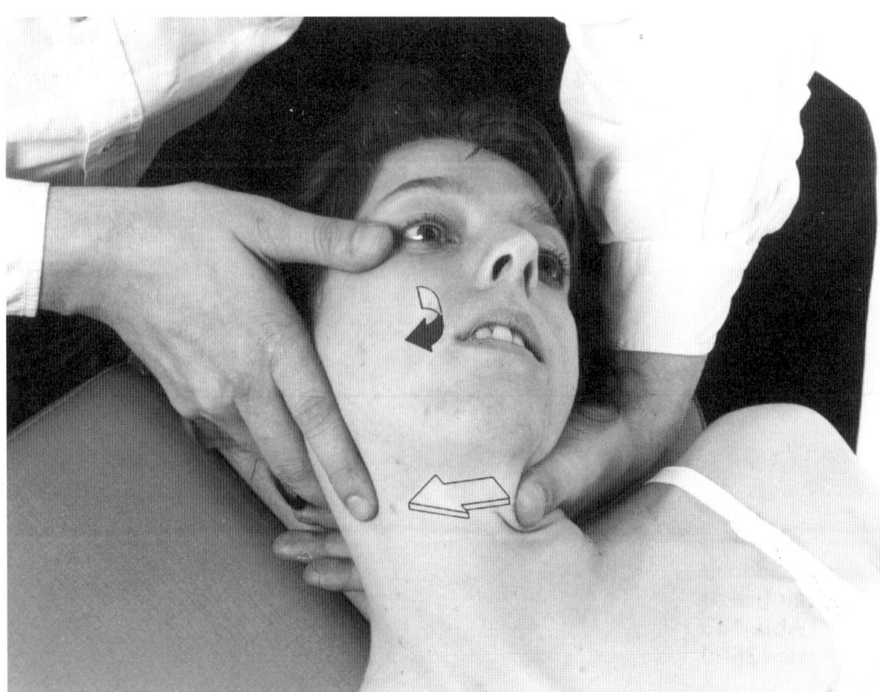

Abb. 136 Behandlung anteriorer Tender point des 2. bis 6. Halswirbels (AH2 – AH6)

► Leichte Flexion des Kopfes – Kopf nach lateral zur kontralateralen Seite (mittels einer Translation!) – Rotation zur dem Tender point gegenüberliegenden Seite.

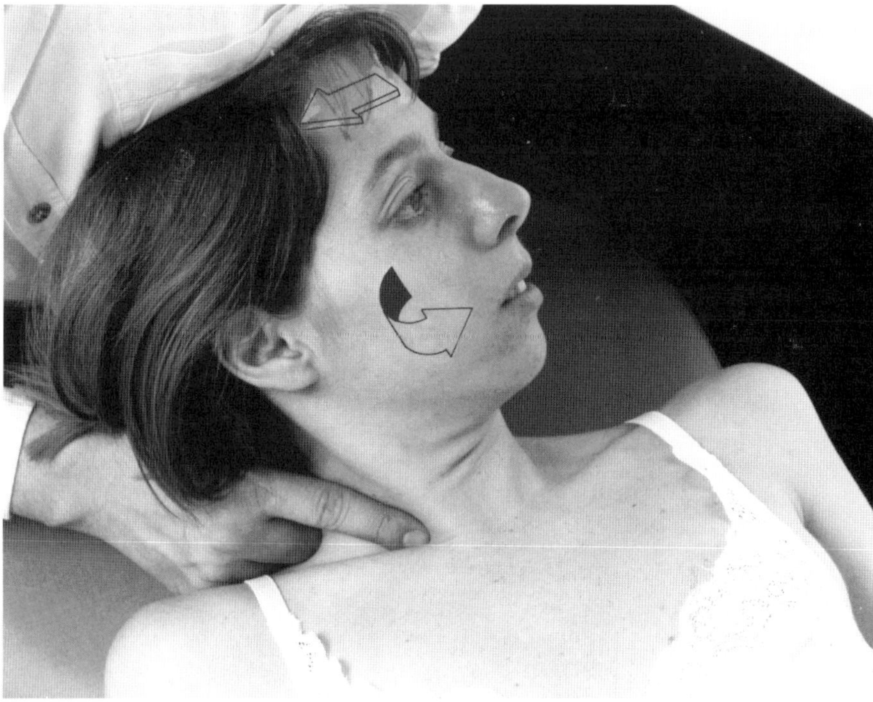

Abb. 137 Behandlung anteriorer Tender point des 7. Halswirbels (AH7)

► Ausgeprägte Flexion des Kopfes (unterstützen durch den Bauch des Therapeuten) – Kopf nach lateral zur ipsilateralen Seite des Tender points neigen – Rotation zur kontralateralen Seite.

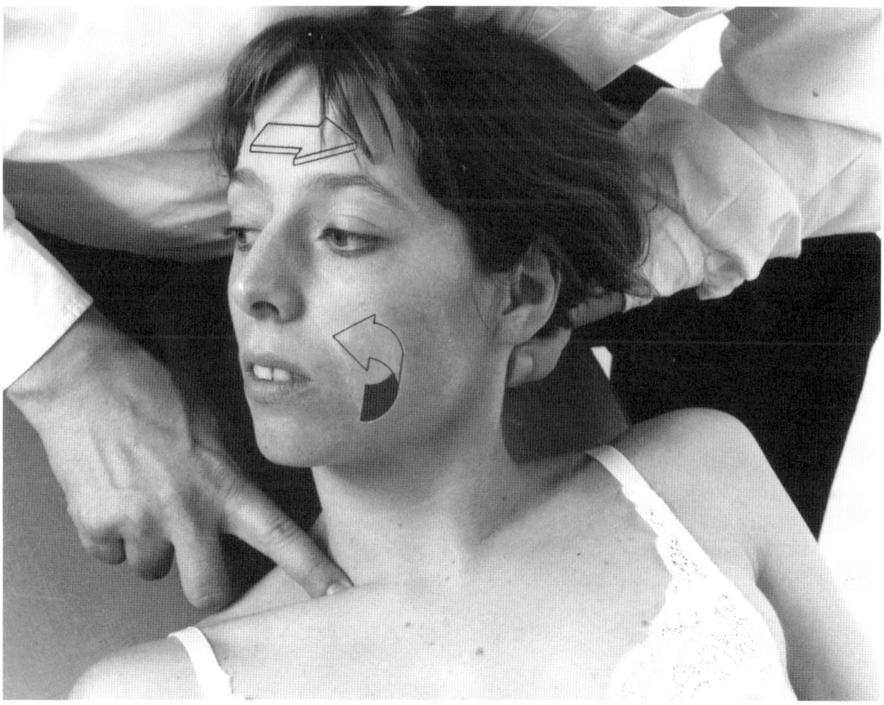

Abb. 138 Behandlung Tender point von der Wurzel des 8. zervikalen Spinalnervs (AH8-W)

► Ausgeprägte Flexion des Kopfes (unterstützen durch den Bauch des Therapeuten) – Kopf nach lateral zur kontralateralen Seite – Rotation zur ipsilateralen Seite des Tender points.

Halswirbel: posteriore Tender points

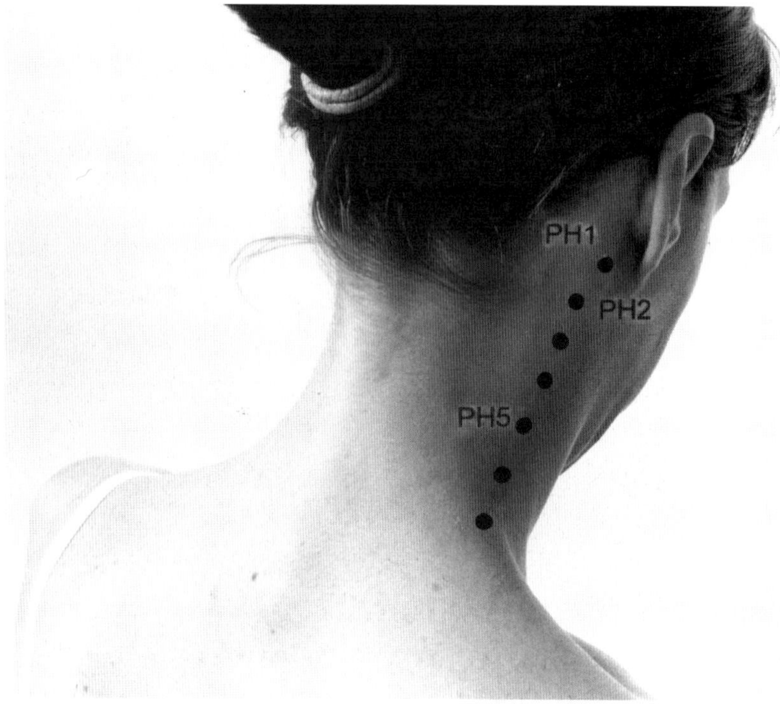

Abb. 139 Lokalisierung der posterioren Tender points der Halswirbel

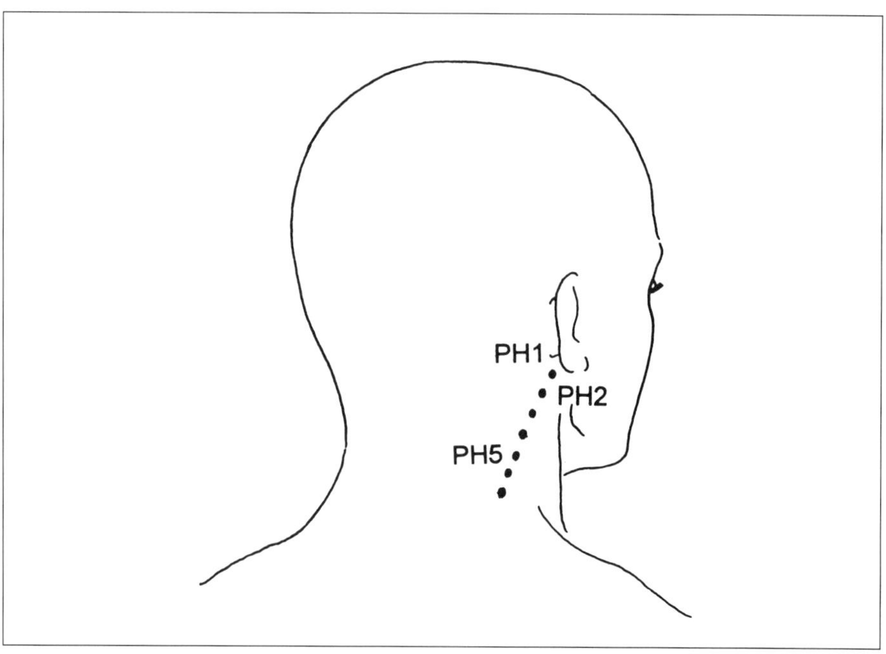

Abb. 140 Schematische Analogie zu Abb. 139
▷ (S. 126[1])

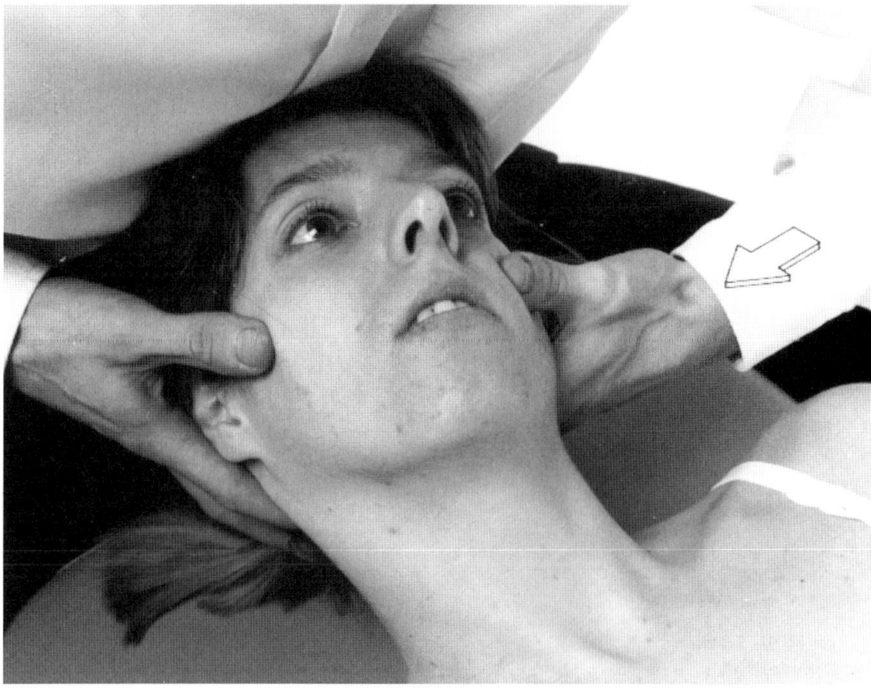

Abb. 141 Behandlung posteriorer Tender point des 1. Halswirbels (PH1)

► Halswirbelsäule allgemein in Flexion (bequeme Haltung) – lokale Extension (Kopf mit dem Bauch des Therapeuten unterstützen) – Kopf nach lateral zur kontralateralen Seite (mittels einer Translation) – Rotation zur kontralateralen Seite (passives Geschehen).

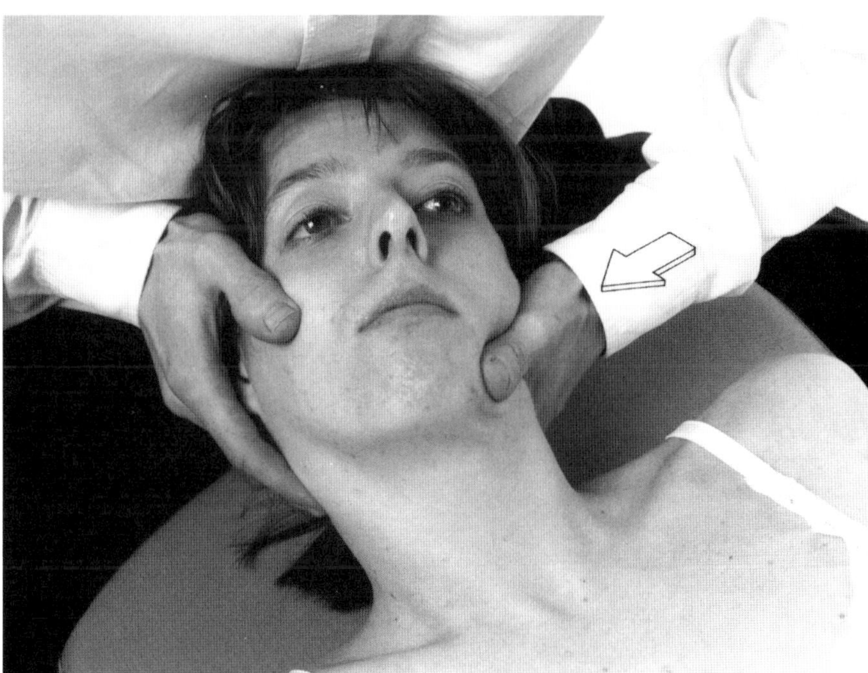

Abb. 142 Behandlung posteriorer Tender point des 2. bis 4. Halswirbels (PH2 – PH4)

► Halswirbelsäule allgemein in Flexion (bequeme Haltung) – lokale Extension (Kopf mit dem Bauch des Therapeuten unterstützen) – Kopf nach lateral zur kontralateralen Seite (mittels einer Translation) – Rotation zur kontralateralen Seite (passives Geschehen).

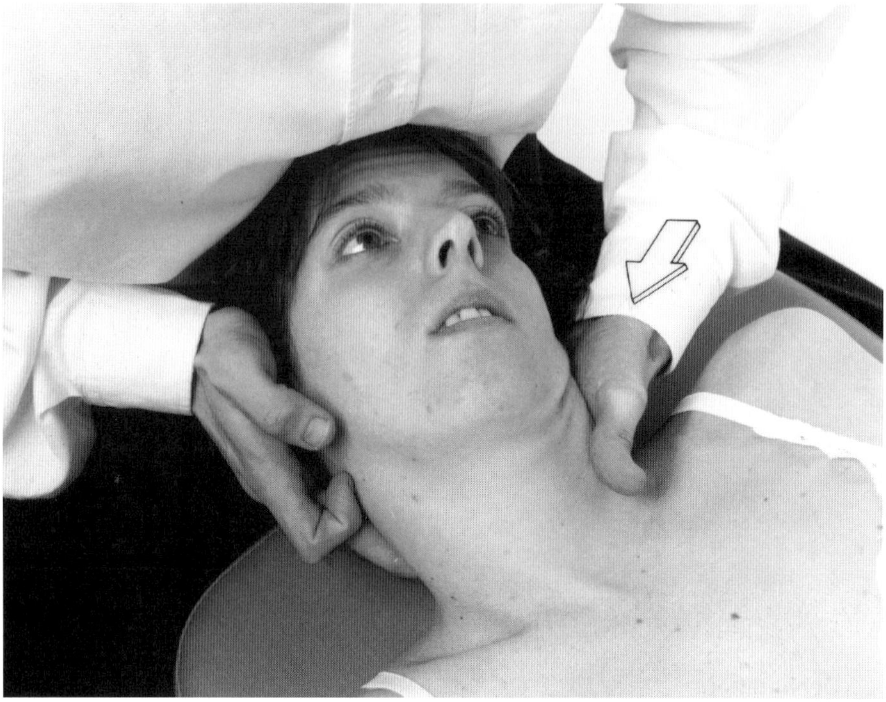

Abb. 143 Behandlung posteriorer Tender point des 5. bis 7. Halswirbels (PH5 – PH7)

► Halswirbelsäule allgemein in Flexion (bequeme Haltung) – lokale Extension (Kopf mit dem Bauch des Therapeuten unterstützen – Kopf nach lateral zur kontralateralen Seite (mittels einer Translation) – Rotation zur kontralateralen Seite (passives Geschehen).

Halswirbel: laterale Tender points

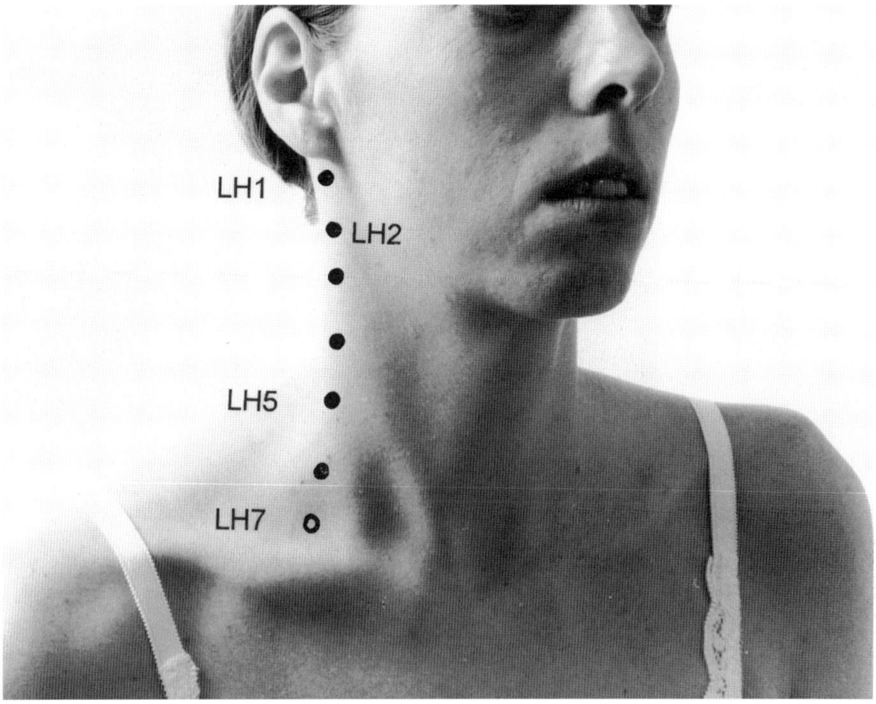

Abb. 144 Lokalisierung laterale Tender points der Halswirbel

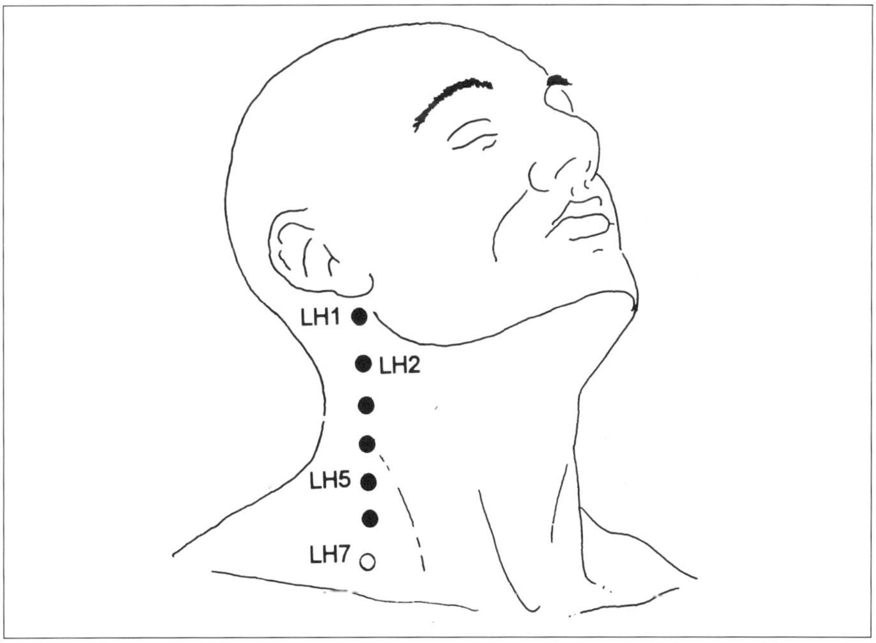

Abb. 145 Schematische Analogie zu Abb. 144
▷ (S. 126[1])

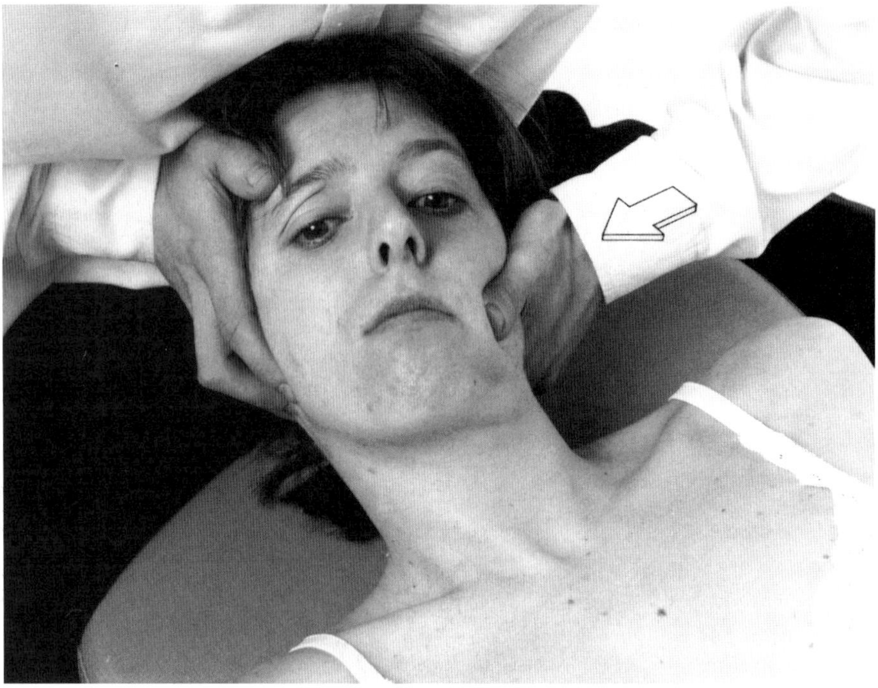

Abb. 146 Behandlung lateraler Tender point des 1. Halswirbels (LH1)

► Halswirbelsäule allgemein in Neutralstellung (Kopf mit dem Bauch des Therapeuten unterstützen) – Kopf nach lateral zur kontralateralen Seite des Tender points (mittels einer Translation) – Rotation zur kontralateralen Seite des Tender points (passives Geschehen).

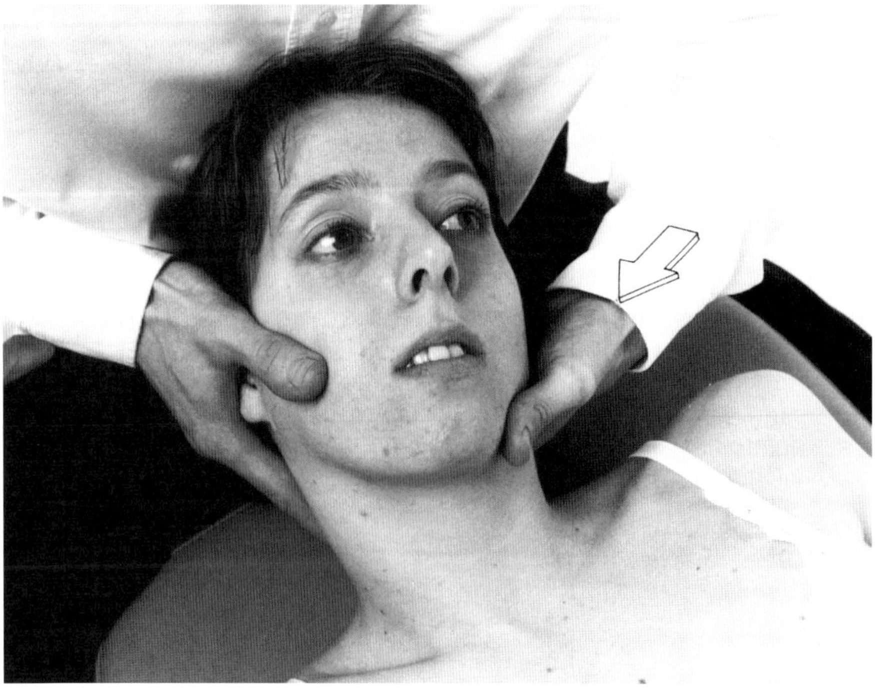

Abb. 147 Behandlung lateraler Tender point des 2. bis 4. Halswirbels (LH2 – LH4)

► Halswirbelsäule allgemein in Neutralstellung (Kopf mit dem Bauch des Therapeuten unterstützen) – Kopf nach lateral zur dem Tender point gegenüberliegenden Seite (mittels einer Translation) – Rotation zur kontralateralen Seite des Tender points (passives Geschehen).

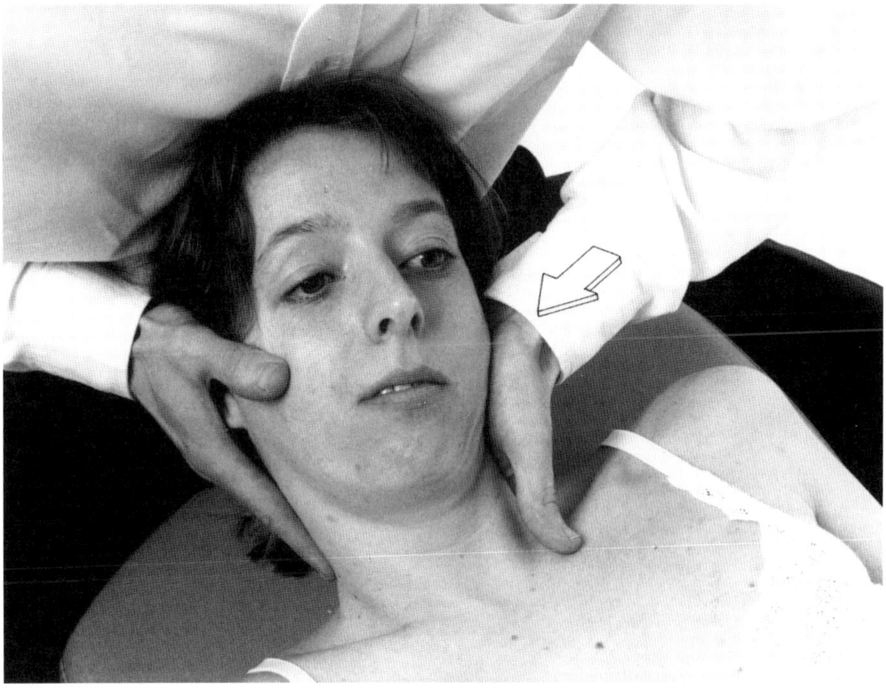

Abb. 148 Behandlung lateraler Tender point des 5. bis 7. Halswirbels (LH5 – LH7)

► Halswirbelsäule allgemein in Neutralstellung (Kopf mit dem Bauch des Therapeuten unterstützen) – Kopf nach lateral zur dem Tender point gegenüberliegenden Seite (mittels einer Translation, Richtung an die Gelenkflächen anpassen) – Rotation zur kontralateralen Seite des Tender points (passives Geschehen).

Cave LH7: Wegen der Nähe des Plexus brachialis nicht komprimieren!

Kranium

Neurokranium

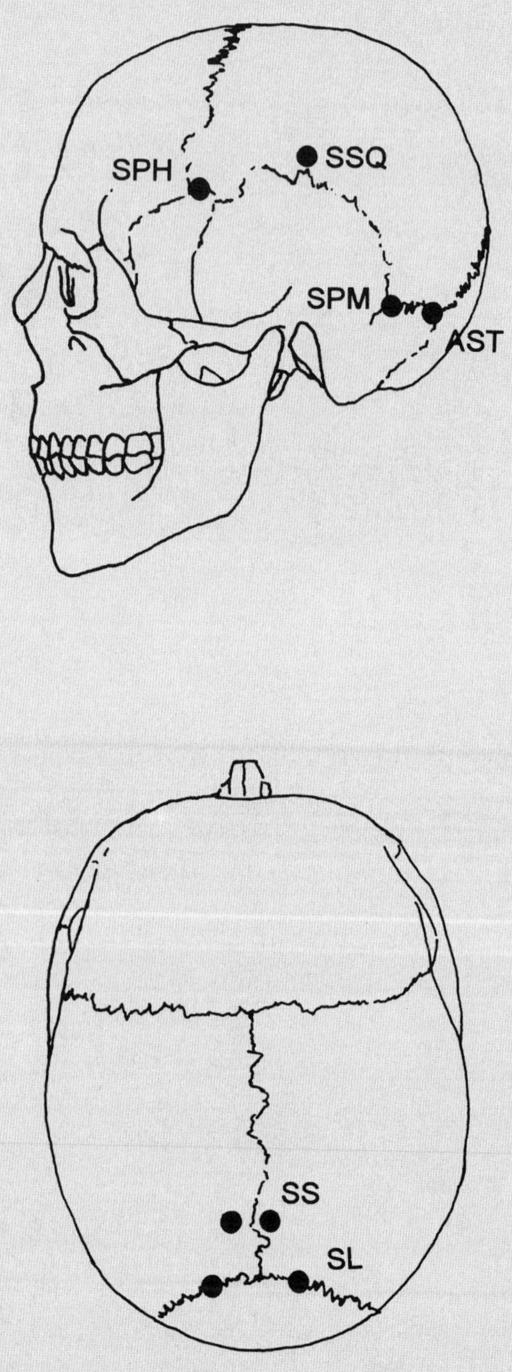

Anm.: SOM, SL, SSB-TAB, PMAS sind in den Behandlungstexten exakt lokalisiert

Abb. 149/150 Lokalisierung der Tender points am Neurokranium
▷ (S. 126,[1])

Die Tender points sind meistens wie hier angegeben zu lokalisieren, können aber gelegentlich im ganzen Verlauf der Sutura palpiert werden

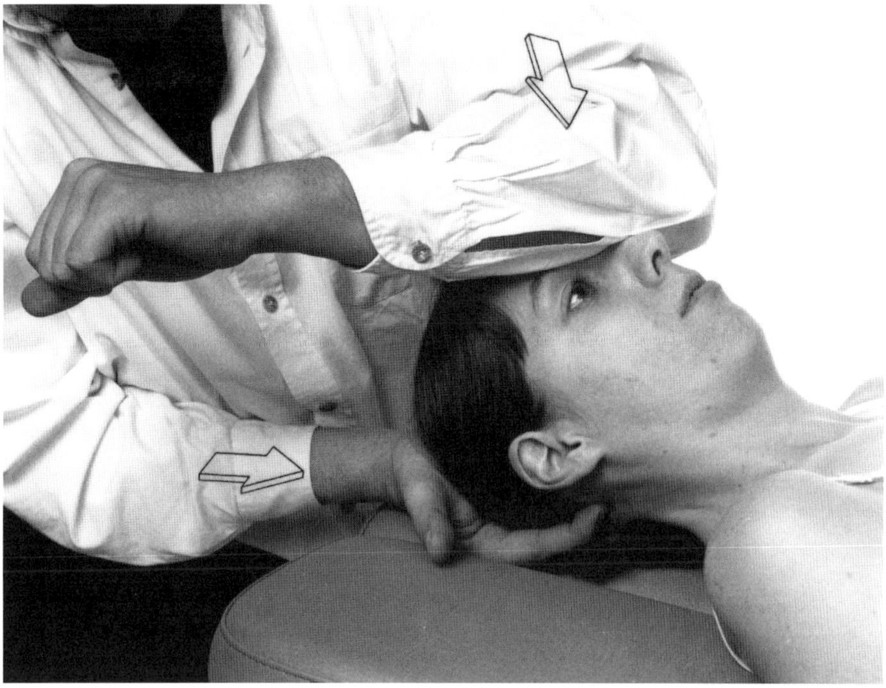

Abb. 151 Behandlung Tender point der Sutura occipitomastoidea (SOM)

► Kopf ruht in der Hand des Therapeuten – Unterarm des Therapeuten ruht schräg auf dem Os frontale – Zeigefinger auf dem Tender point – Druck in Richtung des Tender point entlang der Achse des dorsalen Unterarms – Druck vom ventralen Unterarm schräg nach kaudal zum Tender point.

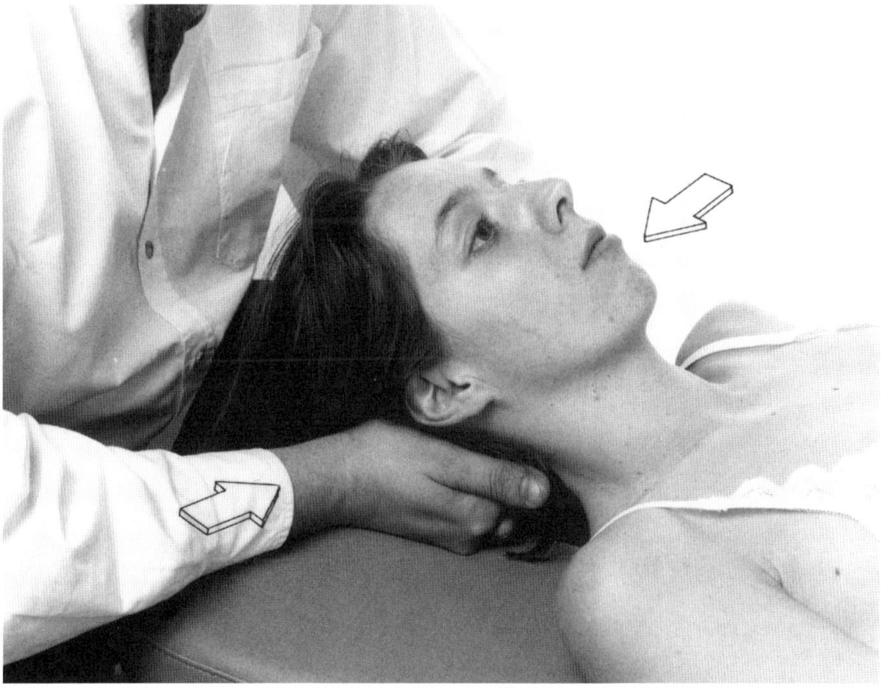

Abb. 152 Behandlung Tender point des Asterion (AST)

► Hände unter dem Os occipitale gekreuzt – Os trapezium auf Asterion (bilateral – das Kranium ruht dabei auf beiden Ossa trapezii) – bilaterale punktuelle Kompression auf das Asterion (Kreuzpunkt zwischen den Suturae lambdoidea, occipitomastoidea und parietomastoidea), bis die Stelle spürbar weicher wird.

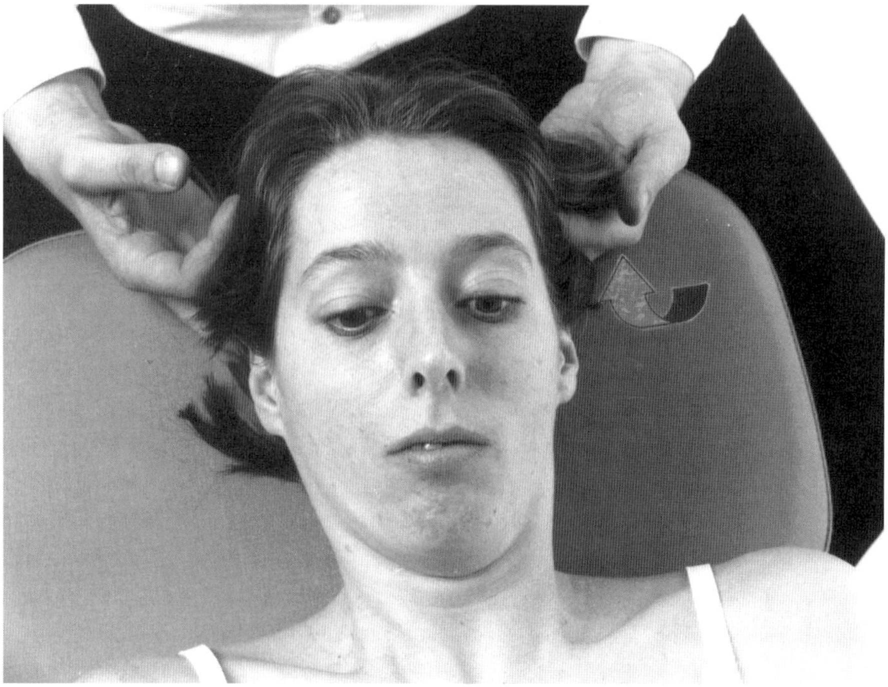

Abb. 153 Behandlung Tender point der Sutura lambdoidea (SL)

► Kranium ruht mit beiden Suturae lambdoideae auf den Spitzen beider Mittelfinger des Therapeuten – Druck vom Mittelfinger der entgegengesetzten Sutura lambdoidea erhöhen bis der Tender point verschwindet. Der Tender point liegt meistens auf zwei Dritteln der Strecke zwischen Asterion und Sutura lambdoidea.

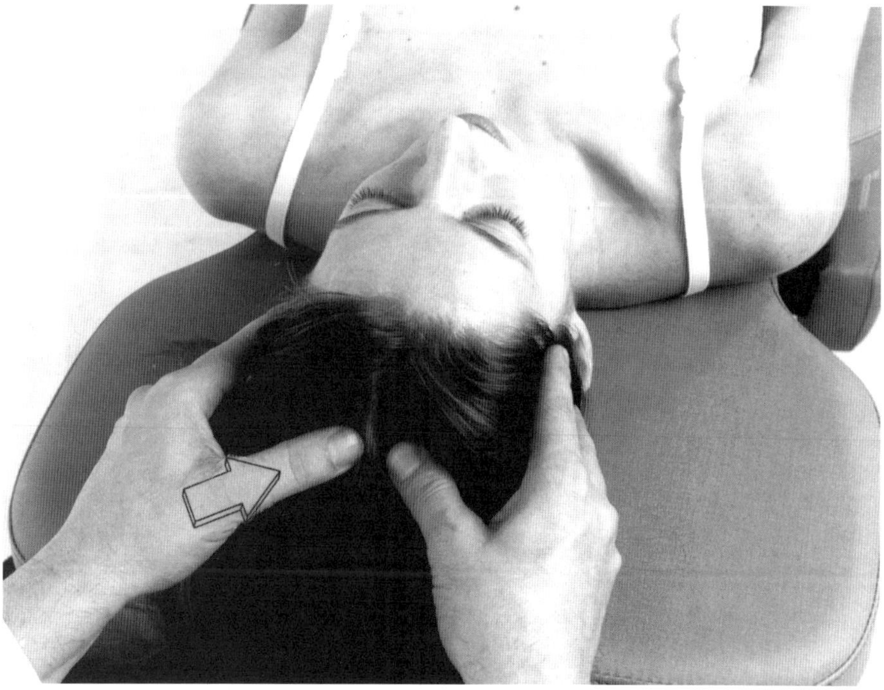

Abb. 154 Behandlung Tender point der Sutura sagittalis (SS)

► Druck vom Daumen der entgegengesetzten Seite der Sutura sagittalis (auf dem Os parietale) erhöhen, bis der Tender point verschwindet. Der Tender point kann über dem ganzen lateralen Verlauf der Sutur liegen (meistens im dorsalen Abschnitt oder auf dem Scheitel).

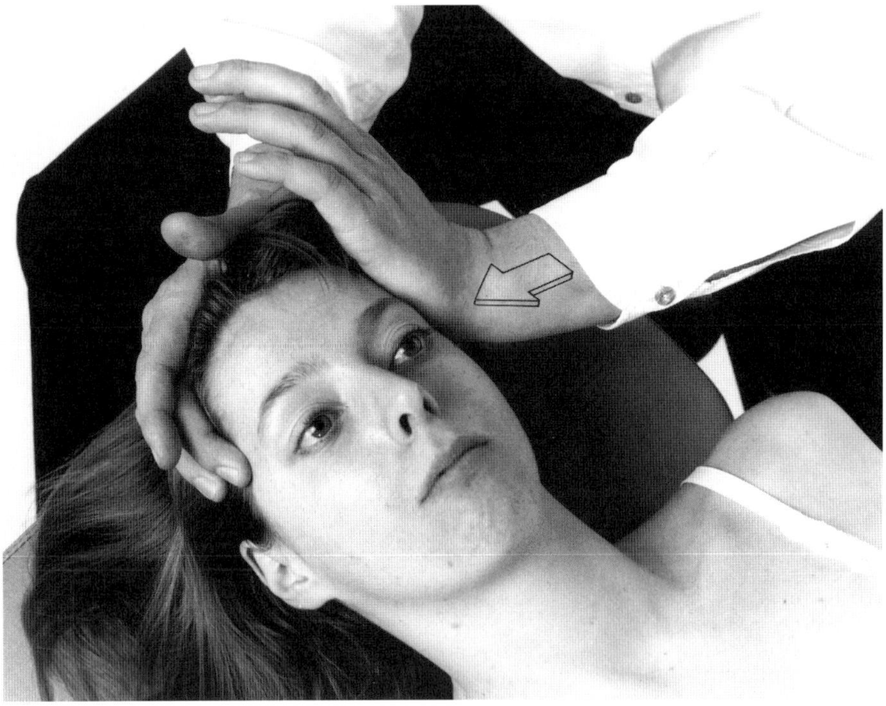

Abb. 155 Behandlung Tender point des Sphenoids (SPH)

► Die Hand auf der Seite des Tender point stabilisiert das Kranium – ein Finger auf dem Tender point – Os pisiforme der entgegengesetzten Hand nimmt Kontakt auf mit der Ala major – Unterarm in Innenrotation – Druck über das Os pisiforme erhöhen bis in den Tender point (transversales Verschieben auf dem Os sphenoidale = Shift).

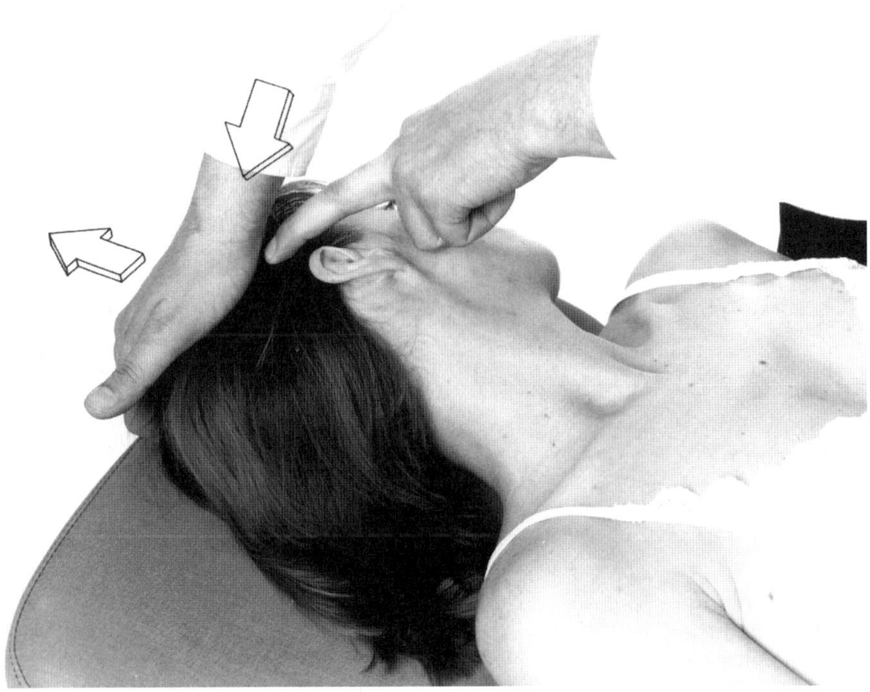

Abb. 156 Behandlung Tender Point der Sutura squamosa (SSQ)

► Kranium zur kontralateralen Seite des Tender point drehen – Finger auf dem Tender point – Handballen auf dem Os parietale (oberhalb der Sutura squamosa!) – Druck nach medial und kranial.

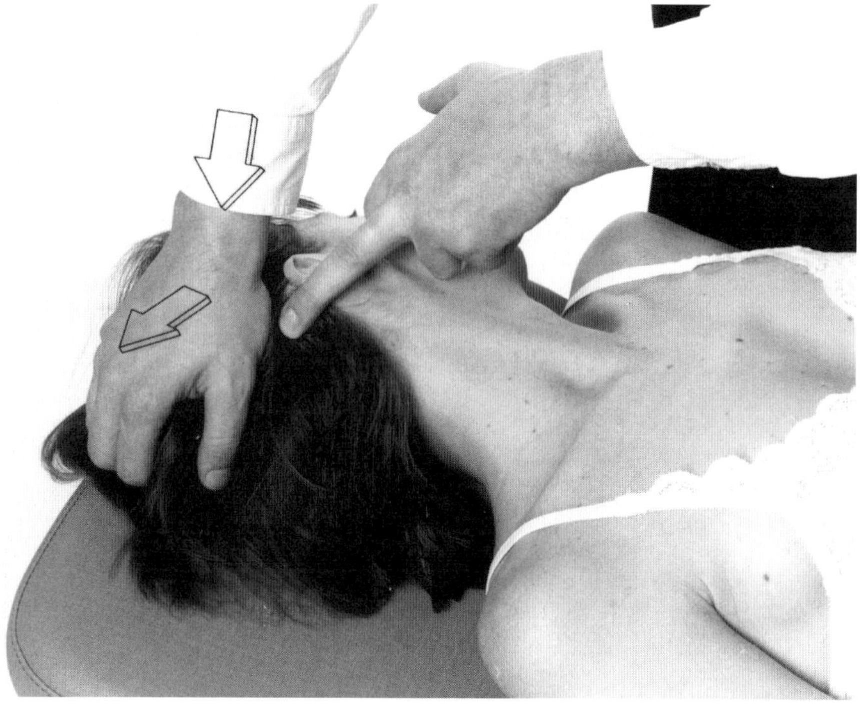

Abb. 157 Behandlung Tender point der Sutura parietomastoidea (SPM)

► Kranium zur anderen Seite vom Tender point drehen – Finger auf Tender point – Handballen auf Os parietale (oberhalb der Sutura parietomastoidea!) – Druck nach medial und dorsokranial.

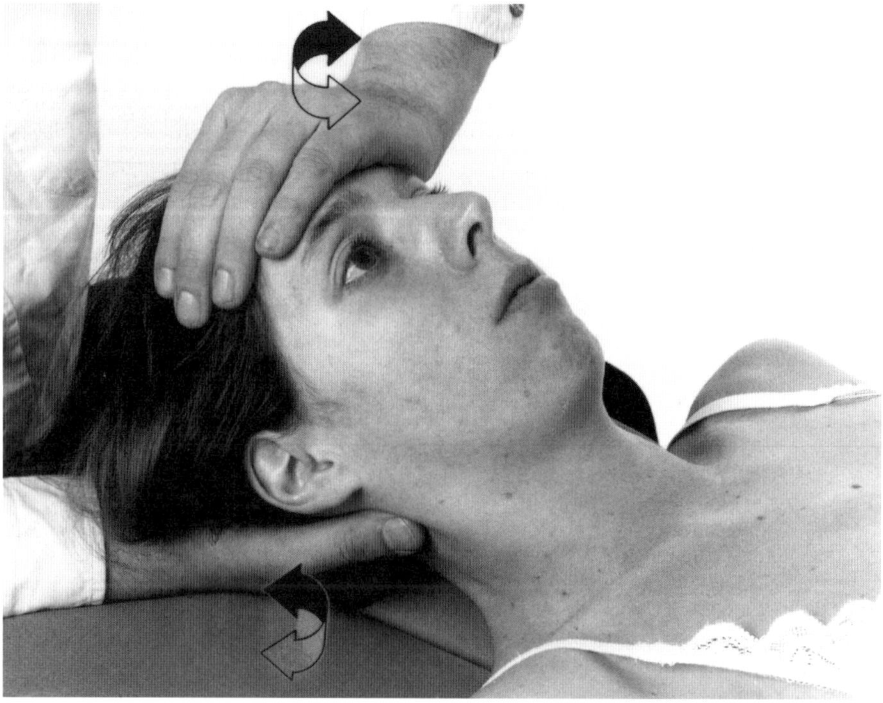

Abb. 158 Behandlung der Synchondrosis sphenobasilaris – antero-posteriore Torsion (SSB-TAP)

► Eine Hand auf dem Os frontale, die andere Hand auf der Squama occipitalis – beide Unterarme senkrecht auf der anteroposterioren Achse – beide Ellbogen nach hinten und dann nach vorne bringen (ohne Bewegung im Handgelenk) – positionieren in der einfachsten Bewegungsrichtung.

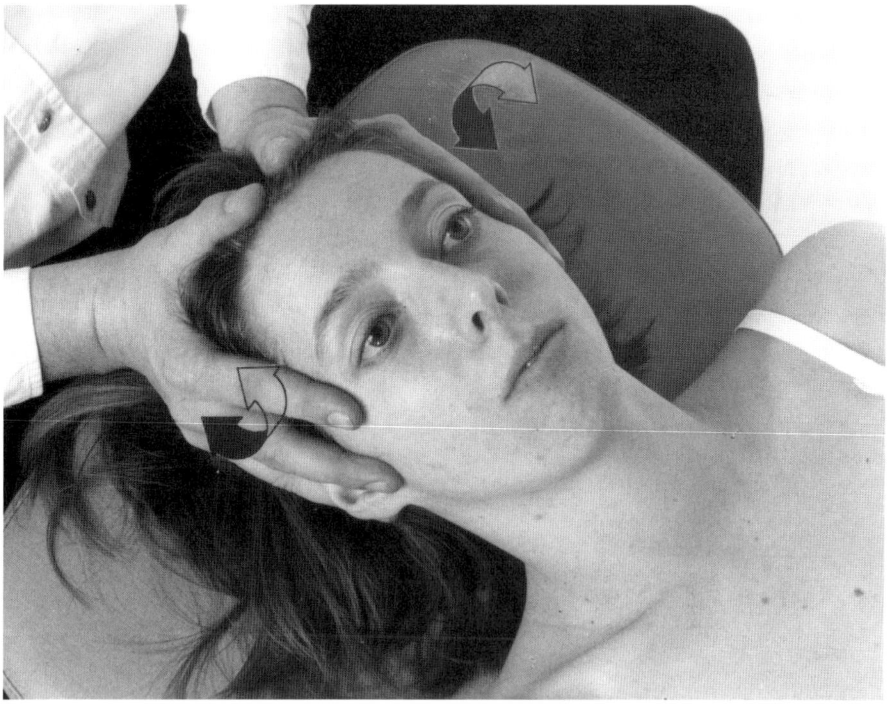

Abb. 159 Behandlung der Synchondrosis sphenobasilaris – transversale Torsion (SSB-TTR)

► Breiter Kontakt lateral und kranial mit dem Kranium (Tuber parietale) – beide Unterarme senkrecht zur lateralen Seite des Kraniums – eine Hand nach ventral drehen und andere Hand nach dorsal (und umgekehrt) – positionieren in der einfachsten Bewegungsrichtung.

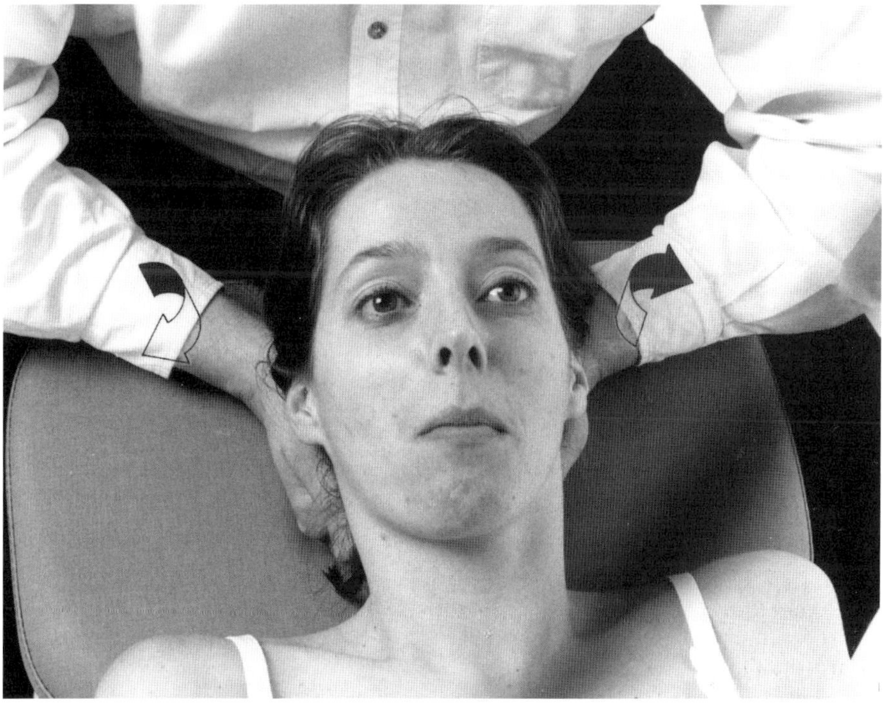

Abb. 160 Behandlung Tender point vom Processus mastoideus (PMAS)

► Breiter Kontakt lateral und kaudal mit dem Kranium – beide Hände in einem Winkel von 45° nach innen – eine Hand nach ventral drehen und andere Hand nach dorsal (und umgekehrt) – positionieren in der einfachsten Bewegungsrichtung.

Viszerokranium

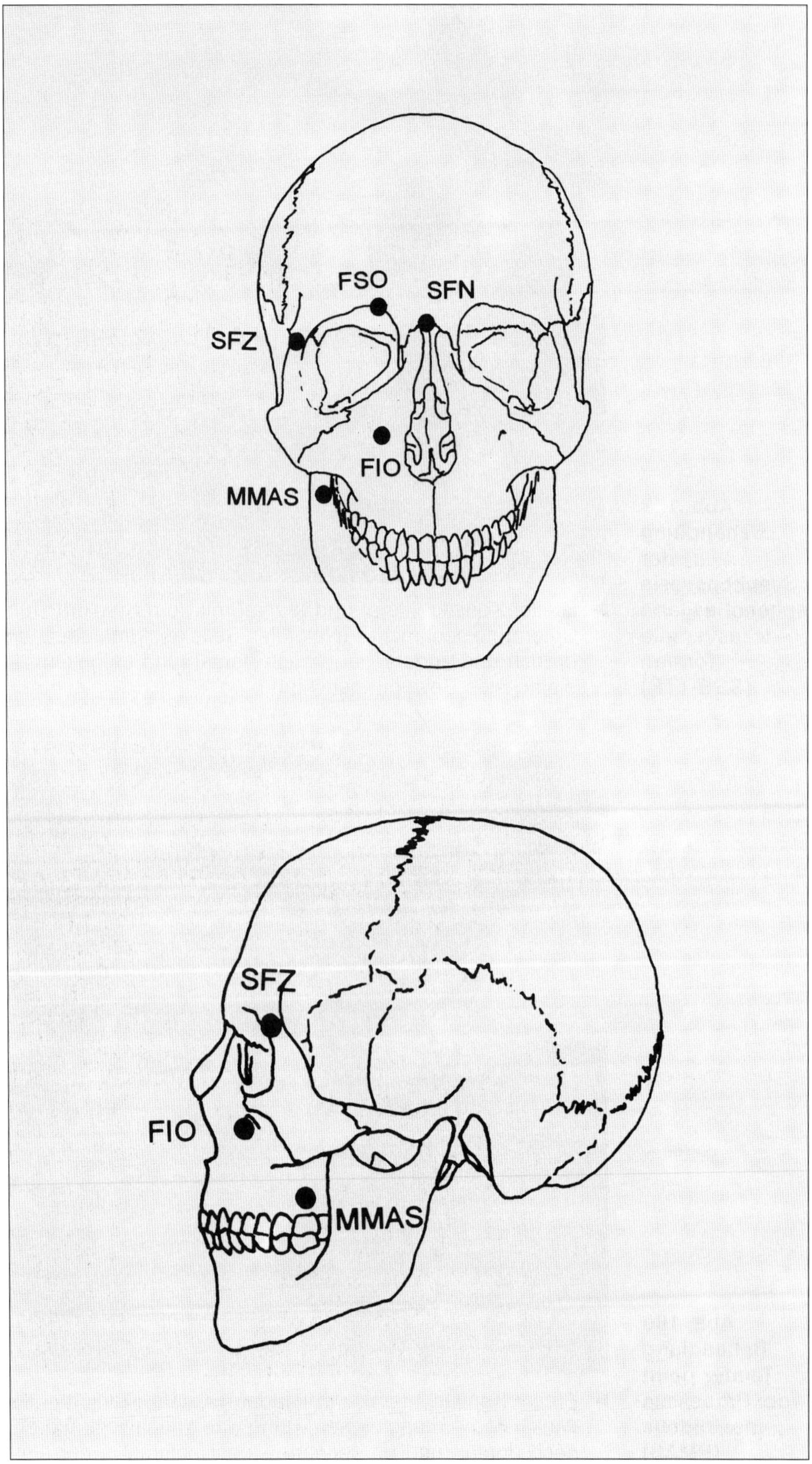

Abb. 161/162
Lokalisierung
Tender points
Viszerokranium
▷ (S. 126,[1])

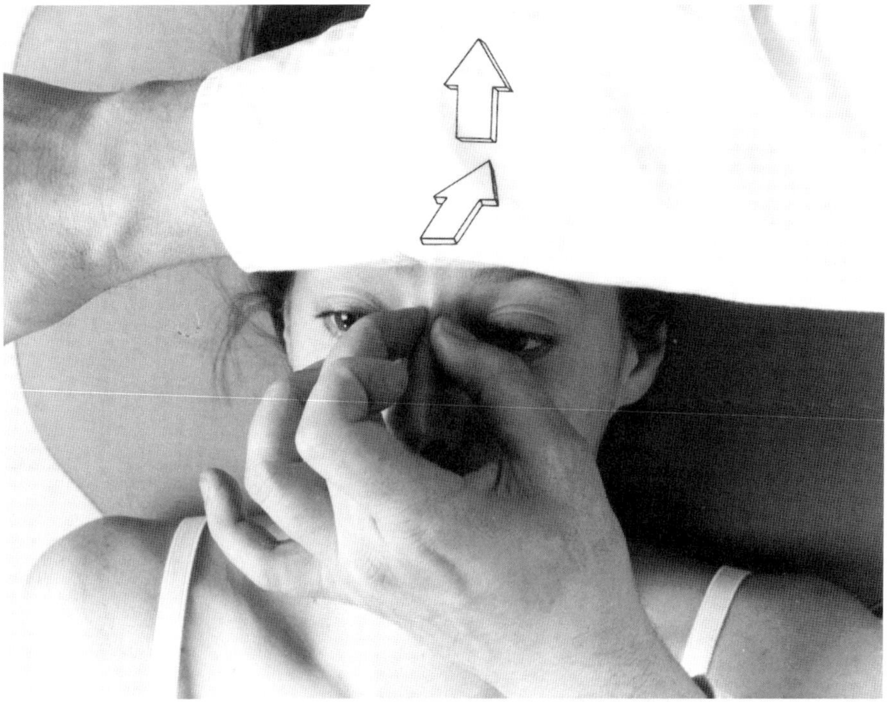

Abb. 163 Behandlung Tender point der Sutura frontonasalis (SFN)

► Mit Daumen und Mittelfinger beide Ossa nasales fixieren (eventuell mit Zeigefinger auf dem Tender point) – Unterarm auf dem Os frontale – Unterarm leicht nach dorsal und nach kranial wegdrücken.

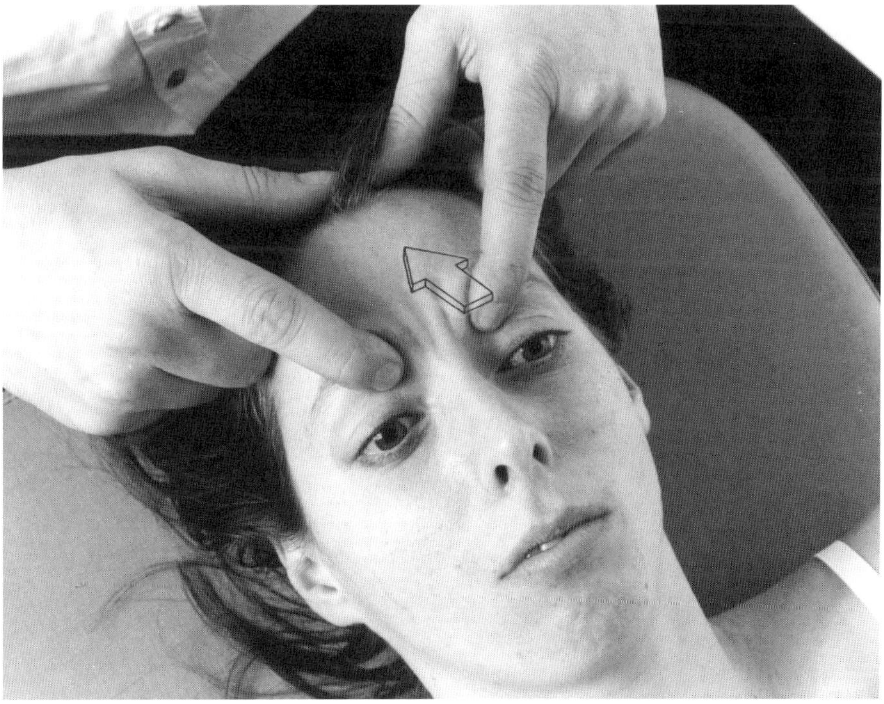

Abb. 164 Behandlung Tender point des Foramen supraorbitalis (FSO)

► Spitze der Zeigefinger flach auf dem Tender point – Zeigefingerdruck an der dem Tender point entgegengesetzten Seite erhöhen (flache Seite des Fingers!), bis der Tender point verschwindet.

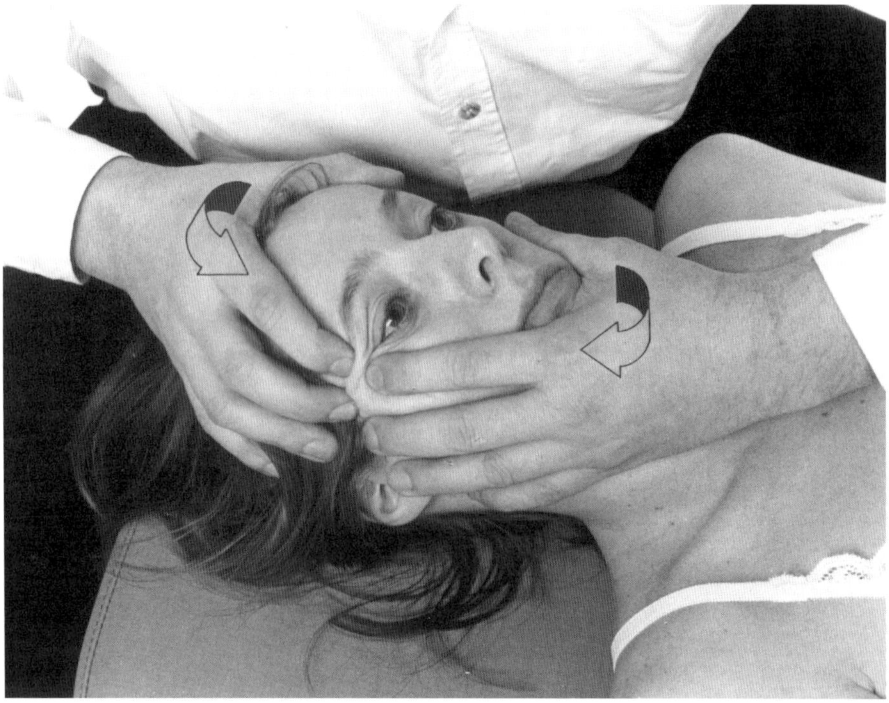

Abb. 165 Behandlung Tender point der Sutura frontozygomatica (SFZ)

► Die kraniale Hand umfaßt breit das Os frontale – die kaudale Hand umfaßt breit die Mandibula, die Maxilla und das Os zygomaticum – beide Unterarme liegen parallel zur Körperachse – beide Ellbogen vom Therapeuten weg bewegen ohne Bewegung in den Handgelenken.

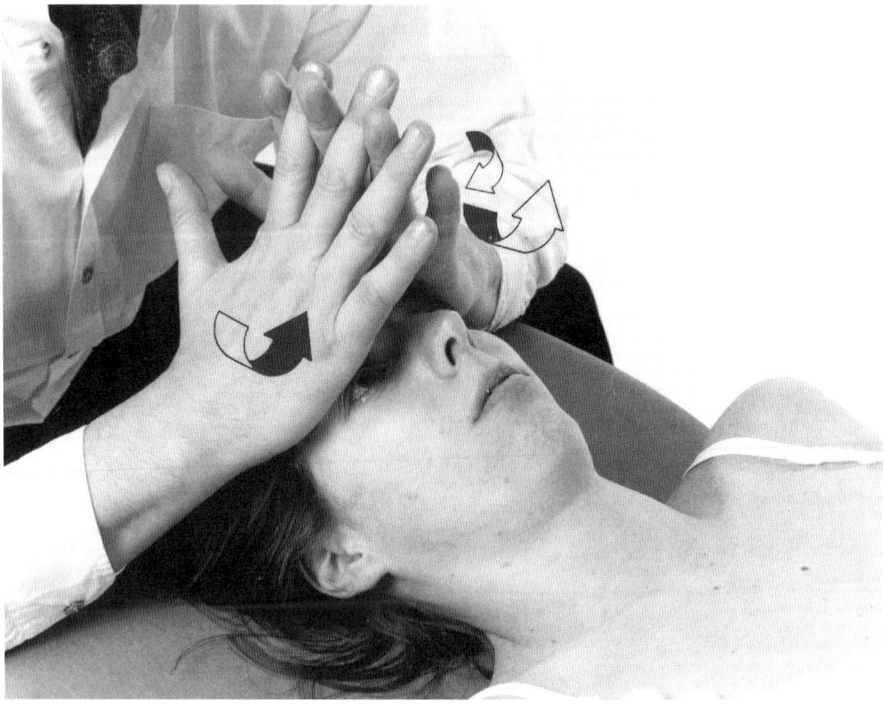

Abb. 166 Behandlung Tender point Foramen infraorbitale (FIO)

► Handballen auf beiden Suturae processi zygomatici des Os frontale – Fingerspitzen greifen ineinander, um eine Stütze zu bilden – Kraftinduktion: beide Handballen nach kaudal und ventral (Fingerspitzen nach dorsal) und nach lateral zum Tender point.

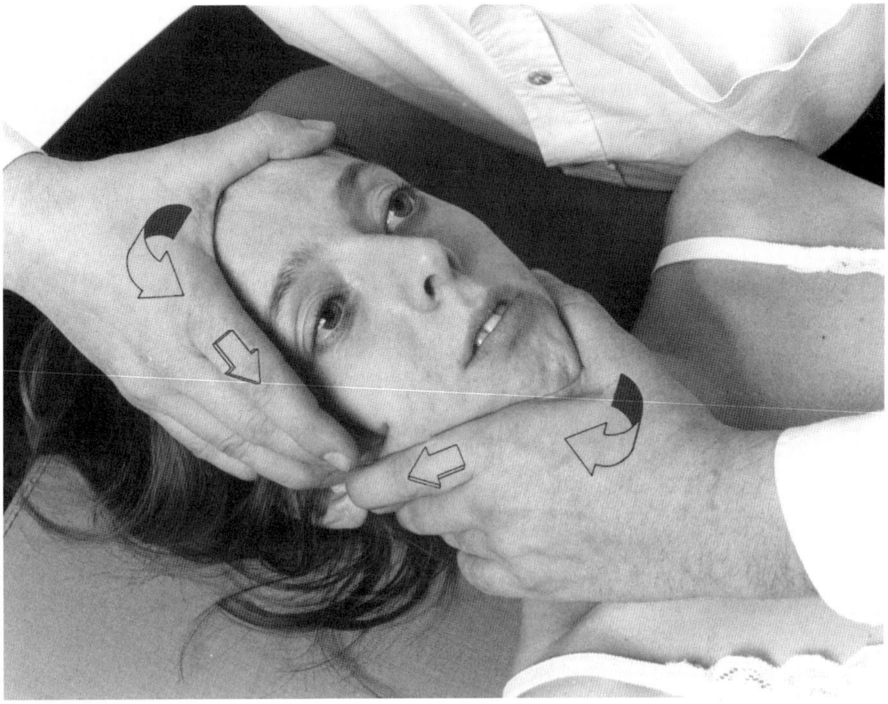

Abb. 167 Behandlung Tender point des Musculus masseter (MMAS)

► Die kraniale Hand umfaßt das ganze Os frontale und Os temporale – die kaudale Hand umfaßt die ganze Mandibula – beide Unterarme parallel zur Körperachse – beide Ellbogen vom Therapeuten weg bewegen ohne Bewegung in den Handgelenken – Unterarme nach außen drehen (das ganze Kranium in den Tender point drehen und „falten").

Literatur

Best, C. H., Taylor, I.: Physiological Basis of Medical Practice. Williams & Wilkins, Baltimore 1989

Bouchet, A., Cuilleret, J.: Anatomie - 3. SIMEP, Lyon 1983

Chusid, J. G.: Correlative Neuroanatomy and Functional Neurology. Lange, Los Altos 1985

Cuajunco, F.: Development of the neuromuscular spindle in human fetuses. Contr. Embryol. 173 (1940)

Sobotta, J.: Atlas der Anatomie des Menschen. In 2 Bde., hrsg. v. Staubesand, J., 19. A. Urban & Schwarzenberg, München 1988

Fortin, X. in: Journal of the North American Association of Manual Medicine. September 1988

Frick, H., Leonhardt, H., Starck, D.: Allgemeine Anatomie - Spezielle Anatomie, Bd. 1. 4. A., Thieme, Stuttgart 1992

Jones, L. H.: Correction spontanée par positionnement. Osteopathic Management Company, Charleroi 1981

Kahle, W., Leonhardt, H., Platzer, W.: Taschenatlas der Anatomie. In 3 Bde. 6. A., Thieme, Stuttgart 1991

Kandel, E. R., Schwartz, J. H., Jessell, T. M.: Principles of Neural Science. Elsevier, New York 1991

Kapandji, I. A.: Funktionelle Anatomie der Gelenke. In 3 Bde. 2. A., Enke, Stuttgart 1992

Korr, I.: Bases physiologiques de l'ostéopathie. Société Belge d'Ostéopathie et de Recherche en Therapie Manuelle, Brüssel 1982

Pernkopf, E.: Atlas der topographischen und angewandten Anatomie des Menschen. In 2 Bde., hrsg. v. Platzer, W., 3. A., Urban & Schwarzenberg, München 1987 - 1989

Schmidt, R. F.: Fundamentals of Neurophysiology. Springer, Berlin 1978

Van Laetem, C.: Strain and Counterstrain - Aspects neurophysiologiques et biomécaniques. D. O. Thesis, Société Belge d'Ostéopathie, Brüssel 1989

Quellennachweis

1) Abbildungen B, 5, 59, 76, 101, 134, 140, 145, 149, 150, 161 und 162 nach *Kahle, W., Leonhardt, H., Platzer, W.:* Taschenatlas der Anatomie. In 3 Bde. 6. Aufl., Thieme, Stuttgart 1991
2) Abbildungen D und E nach *Laetem, C. van:* Strain and counterstrain - Aspects neurophysiologiques et biomécaniques. D.O. Thesis, Société Belge d'Ostéopathie, Brussels 1989
3) Abbildungen 20, 22 und 23 nach *Sobotta, J.:* Atlas der Anatomie des Menschen. In 2 Bde. 20. Aufl., Urban & Schwarzenberg, München 1993
4) Abbildungen 21, 38, 39, 61, 87, 89, 95, 108, 117, 123 und 129 nach *Frick, H., Leonhardt, H., Starck, D.:* Allgemeine Anatomie. Spezielle Anatomie I und II. 4. Aufl. Thieme, Stuttgart 1992
5) Abbildungen 35 und 37 nach *Bouchet, A., Cuilleret, J.:* Anatomie - 3. SIMEP, Lyon 1983
6) Abbildung 87 nach *Pernkopf, E.:* Atlas der topographischen und angewandten Anatomie des Menschen. 3. Aufl., Urban & Schwarzenberg, München 1994

Ausbildung

College Sutherland
Erstes College der Osteopathie in Europa

Gegründet 1973 ist College Sutherland das erste College, das die Osteopathie auf dem europäischen Kontinent eingeführt hat und Osteopathie lehrt.
Die Erfahrung hat die Verantwortlichen in der Unterrichtung dazu geführt, eine klinische ursprüngliche und globale Strategie zu entwickeln, die Patienten bei Dysfunktionen der Gelenke und des Gewebes eine dauerhafte Linderung vermittelt. Die Osteopathie hat die Antwort auf die Erwartungen der Praktizierenden erfüllt. Der Lehrstoff des Colleges Sutherland ist wissenschaftlich, unerbittlich streng basierend auf einer ständigen, gegenseitigen Ergänzung der Praxis und der Theorie unter aufmerksamer Beachtung der klinischen Entwicklung und der Forschung. Das College erfüllt alle Kriterien des europäischen akademischen Rates.
Mehr als 50 Lehrer und Assistenten: Osteopathen, Mediziner, Biologen, Röntgenologen, Psychologen, Juristen - alle bekannt durch ihre Forschungsarbeiten und Veröffentlichungen - garantieren die Ausbildung.
Unter den Professoren befinden sich Gründer der großen Instanzen der Osteopathie: der Akademie, der nationalen Jury, des Registers, nationale Organisationen der Berufsverteidigung.
Das College Sutherland verfügt über entsprechende Räumlichkeiten, die auch dem Studium und der Forschung dienen. Es handelt sich tatsächlich um eine wissenschaftliche Schulung, die eine wichtige und dauerhafte Basis gewährleistet.
Ab dem 4. Ausbildungsjahr werden zur Vervollständigung der Ausbildung Hospitationen in Kliniken oder ambulanten Sprechstunden durch das College organisiert.
Jedes Jahr organisiert das College Konferenzen und Arbeitsgemeinschaften, die von internationalen Spezialisten durchgeführt und geleitet werden.
Das College ist in acht europäischen Städten vertreten: in Frankreich, Belgien, Deutschland, den Niederlanden und Portugal.
Der Unterricht auf der postuniversitären Stufe wird in Französisch, Niederländisch, Deutsch und Portugiesisch erteilt.
Mehr als 700 Schüler zwanzig verschiedener Nationalitäten nehmen am Unterricht teil, der auf Mediziner, Krankengymnasten, Physiotherapeuten und Heilpraktiker ausgerichtet ist.
Aufgrund der Qualität des Unterrichtes und des Lehrkörpers, des Bekanntheitsgrades der Professoren durch die internationale Präsenz, des Erfolges der Schüler und nicht zuletzt aufgrund seiner Forschungsmitwirkung ist das College Sutherland zu einem der wichtigsten Zentren in der osteopathischen Lehre geworden.

Hippokrates

CLOET, Etienne; COLOT, Thierry; RANSON, Gilbert.; SCHALLIER, Fernand; VERHEYEN, Marc

Praxis der Osteopathie

1995, 252 S., 264 Abb., kt. mit Fadenheftung DM/SFr 128.– / ÖS 947.–
ISBN 3-777**3-1182**-0

Dieses Einführungsbuch zur Osteopathie des College Sutherland – der führenden Osteopathieinstitution in Europa – vermittelt im **Schritt-für-Schritt-Verfahren** die Grundlagen der Osteopathie und folgt im Aufbau den auch in Deutschland nun verstärkt angebotenen Kursen.
Hervorragende, zahlreiche Bilder veranschaulichen dem angehenden Osteopathen jeweils die eigene Position gegenüber dem Patienten und mögliche Behandlungsvariationen.